U0267370

無印良品的四季食谱
Café&Meal MUJI

袁璟 林叶 译

广西师范大学出版社
· 桂林 ·

Café&Meal MUJI 是無印良品旗下的咖啡馆＆餐馆。

以"素之食［自然原味］最美味"为宗旨，提供各种精致的菜肴、甜点、饮品、面包。将来自日本各地放心食材的美味尽情展现，把化学调味料的使用控制在最低限度，并且绝不使用任何防腐剂，Café&Meal MUJI 就是这样始终如一地坚持这些原则。

这种朴素的烹调理念已经为很多人接受，成为每日居家烹调的参考。大家会根据自己的身体状况来调整菜肴的种类并尝试各种组合，这样一来每日三餐有了更多选择，一点都不会觉得单一。此外，这些菜肴做完后即便放置一段时间，味道也不会发生太大变化，就当作是"预先做好的菜肴"。这样，就算家里人在不同时间回家，也可以吃上可口的饭菜。每日精致三餐也许会超出我们的能力范围，但我们都还是希望能够为自己与家里人的身体状况考虑，做些可口营养的菜式。而这本书所收集的正是适合我们的菜谱。

希望这本书对大家有所帮助。

关于食谱

在店里的话，顾客会因各自喜好品尝 1 ～ 2 款主菜［热菜］+2 ～ 3 款副菜［冷菜］，以及米饭［十谷米、白米］或者面包，配味噌汤或其他汤品。

而本书所倡导的基本上是 1 款主菜［热菜］+2 款副菜［冷菜］的组合方式，并根据不同季节分别加以介绍。材料不齐全也没有关系，只要好好领会各种美味酱汁调料的特点，然后与自己手头的当季食材搭配烹制即可。

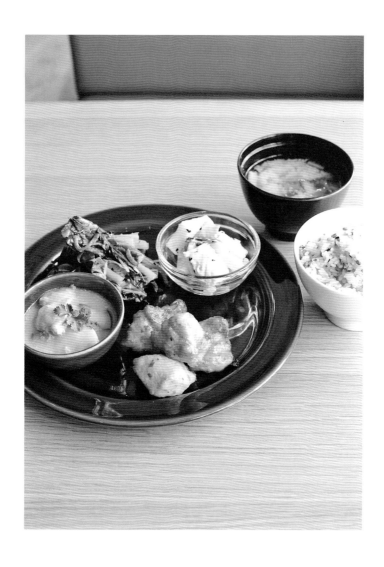

春
Spring

夏
Summer

秋
Autumn

冬
Winter

烹调前须知

◎ 材料的分量，除有特殊说明外，均为四人份。

◎ 计量单位 1杯=200ml［cc］、1大勺=15ml、1小勺=5ml［cc］。

◎ 请预热之后再烘烤。加热时间因使用器具及机种的不同而异。

◎ 油炸温度基准：高温=约170~180℃、中温=约160~170℃、低温=约150~160℃。

◎ 本书中所使用的"本和香糖"是用冲绳产的粗糖做成的砂糖，可以用等量的上等白糖、三
　温糖等代替。

◎ 有些菜谱中使用了一些产地特有的食材，可用手头现有的同类食材代替。

春季食谱

Spring

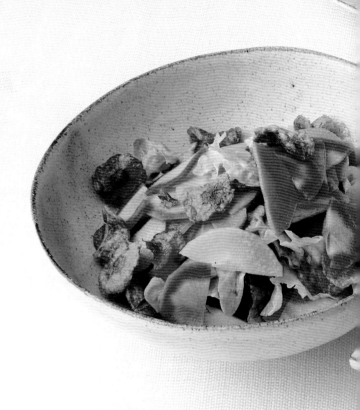

土佐文旦沙司烤鸡
香脆胡萝卜沙拉
泰式辣酱拌银带鲱

文旦沙司有着春天般的爽口酸味，拌上可口烤鸡
再辅以具有异国特色的银带鲱冷菜
配上嚼劲十足的胡萝卜沙拉
构成一桌丰富多彩的美味佳肴

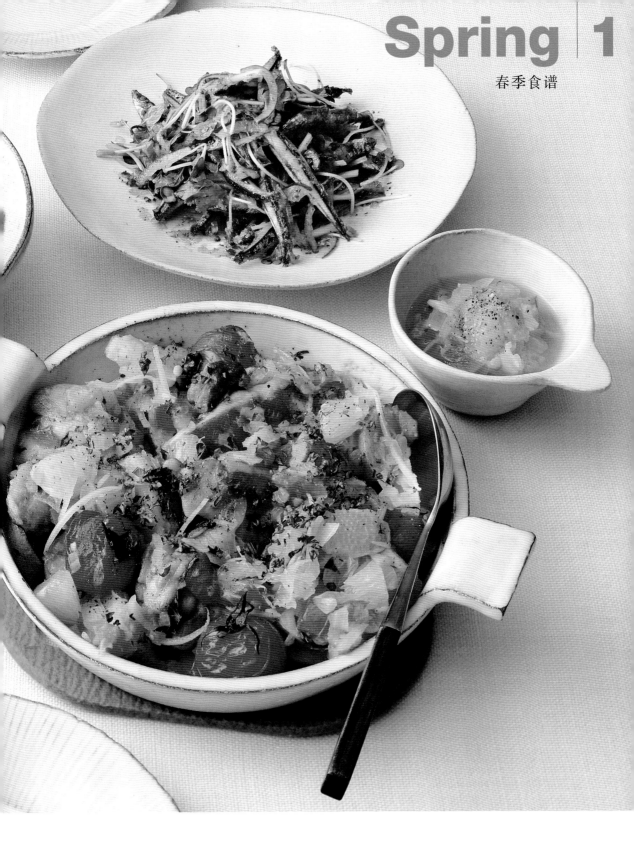

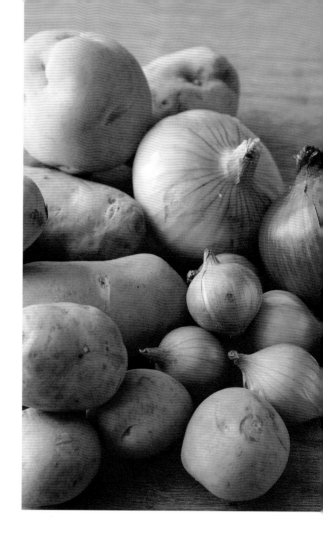

HOT

土佐文旦沙司烤鸡

以土佐文旦的爽口沙司炮制而成的美味烤菜

材料［4 人份］

鸡腿肉 $1\frac{1}{2}$ 块［约 300g］

大土豆 1 个［约 200g］

小番茄 $\frac{1}{4}$ 包

欧芹［如有可放，切碎］少许

盐

黑胡椒

橄榄油

◎ 文旦沙司

文旦 $\frac{1}{2}$ 个［80g］；番茄［切成 1cm 的块］$\frac{1}{2}$ 个；橄榄油 $2\frac{1}{3}$ 大勺；大蒜［切碎］1 瓣；洋葱［切碎］$\frac{1}{4}$ 个；盐 1 小勺；白葡萄酒醋 $1\frac{2}{3}$ 大勺；罗勒［切碎］1 棵

做法

1. 鸡肉切块，加入 1 小勺盐、胡椒适量、橄榄油 1 小勺，搅拌均匀。

2. 平底锅烧热，将 1 的鸡皮一面朝下放入锅中，煎至两面颜色变深后取出［没有完全熟透也没关系］。

3. 制作文旦沙司。将文旦剥皮，取 $\frac{1}{5}$ 皮的黄色部分切丝，过热水。将 2 的平底锅中的油倒掉，加橄榄油、大蒜爆香，加入洋葱，大火不停煎炒，加盐。加入白葡萄酒醋，煮开，关火，加入番茄、文旦果肉与皮、罗勒。

4. 将土豆切成半月形，1cm 厚，浸水片刻，把水滤干。放少许盐、橄榄油近 1 小勺，放入 200℃的烤箱烘烤 10 分钟。

5. 将 2 的鸡肉、4 的土豆放入耐热容器，把小番茄分散放入其中，浇入沙司，完全覆盖在表面，放入 200℃烤箱烤 8 分钟。最后撒上欧芹碎末。

COLD

香脆胡萝卜沙拉

稍微过水加热能带出胡萝卜中的甜味

材料［4 人份］

胡萝卜［不同品种］$1\frac{1}{2}$根［约 300g］

生菜［撕碎］3 片

盐

◎ 沙拉调味汁

醋 2 小勺；柠檬汁 1 小勺；本和香糖$\frac{2}{5}$大勺；盐$\frac{1}{2}$小勺；

黑胡椒少许；橄榄油 $2\frac{2}{5}$大勺

做法

1. 胡萝卜切成半月形，2mm 厚，撒上 1 小勺盐，轻轻拌匀，放置 5 分钟左右备用。

2. 将锅中水烧开，放入胡萝卜，快速过水，注意控制口感，滤干。等胡萝卜余热散尽，与生菜一起浇上沙拉调味汁拌匀。

3. 装入食器，按自己喜好，加一些炸胡萝卜片。

[炸胡萝卜片的材料与做法]

胡萝卜$\frac{1}{2}$根，切成 1mm 厚的圆片，薄薄地涂上一层小麦粉，直接放入 160℃的油锅中炸。

* 用市面上卖的炸蔬菜片亦可。

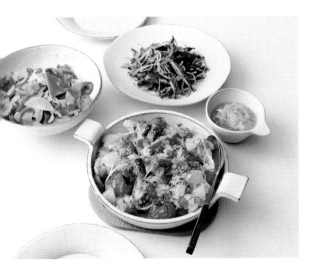

COLD

泰式甜辣酱拌银带鲅

按个人喜好也可用竹荚鱼、沙丁鱼、西太公鱼等小鱼做这道菜

材料［4 人份］

银带鲅 300g

香菜 1 棵

贝割菜 *$\frac{1}{2}$包

紫洋葱$\frac{1}{2}$个

薄荷［撕碎］5 片

淀粉

豆油［炸制食品用的油皆可］

◎ 泰式甜辣酱

橄榄油 2 小勺；大蒜［切碎］1 瓣；洋葱［切碎］$\frac{1}{6}$个；

柠檬草［将叶片切碎］1 片；甜辣酱［贩卖品］4 大勺；

鱼露 1 大勺；柠檬汁 1 大勺

做法

1. 将银带鲅薄薄地滚上一层淀粉下油锅炸，油锅温度控制在 170℃。

2. 制作泰式甜辣酱。锅里下橄榄油，放入大蒜，开火炒至金黄色，加入洋葱、柠檬草，炒到洋葱变软，关火。等余热散尽，加入甜辣酱、鱼露、柠檬汁，调匀。

3. 香菜切成 3cm 长的段，贝割菜沿根部切断，再从中间切成对半，紫洋葱切成薄片。与薄荷叶一起浸泡水中片刻，滤水备用。

4. 在 1 的银带鲅与 3 的蔬菜中加入甜辣酱拌匀。

* 双叶的蔬菜刚刚发芽的状态，两片菜叶就像贝壳张开的形状，在日本这样的菜叫作贝割菜。

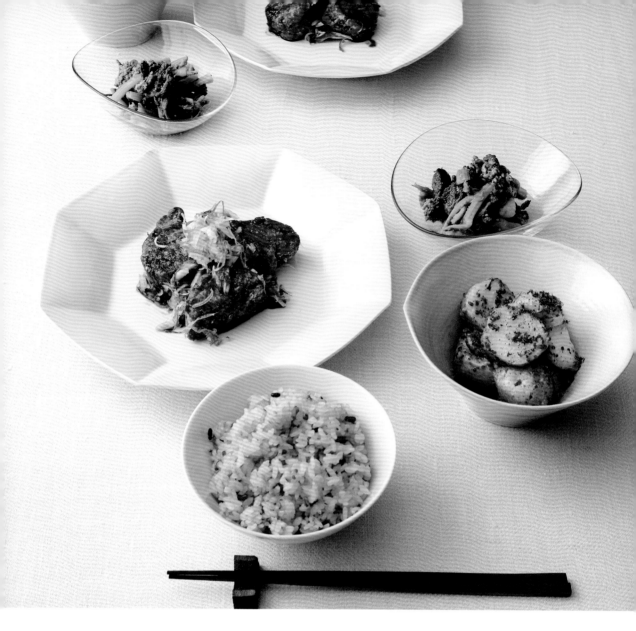

香炸鲣鱼
油菜花沙拉
欧芹沙司拌新土豆

有新鲜的鲣鱼就一定要做一次试试
香炸鲣鱼配葡萄酒醋做成的甜醋
再加上味道微苦的油菜花沙拉与鲜嫩土豆
春意盎然的美食就摆在眼前了

HOT
香炸鲣鱼

加了葡萄酒醋的甜醋
是香脆炸鲣鱼的绝妙搭配

材料［4 人份］

拍松的鲣鱼肉 1 片［约 300g］
青紫苏［切丝］10 片
茗荷［切丁］1 包
新鲜洋葱［切薄片］$\frac{1}{2}$ 个［约 100g］
淀粉；豆油

◎ A
   酒 1 大勺；酱油 2 小勺；蒜泥 1 小勺；姜泥 1 小勺
◎ 葡萄酒醋酱汁
   葡萄酒醋 2 大勺；蜂蜜 1 大勺；酱油 2$\frac{1}{2}$大勺；醋 1 大勺

做法

1. 将拍松的鲣鱼肉切成 2cm 宽的块状。加入调制好的 A 拌匀，放入冰箱冷藏 30 分钟后取出，将鲣鱼肉的汤汁擦干，薄薄地裹上一层淀粉，放入 180℃的油锅炸至表皮酥脆［达到外酥里嫩的效果］。
2. 将葡萄酒醋酱汁的材料放入锅中，熬煮至一半的量为止。
3. 将青紫苏、茗荷、洋葱浸水片刻后取出，滤干。将鲣鱼摆盘，放上青紫苏、茗荷、洋葱，浇入酱汁即可食用。

COLD
油菜花沙拉

入口微苦的油菜花
与蜂蜜芥末的二重奏

材料［4 人份］

油菜花 1 把
油豆腐 $\frac{1}{2}$ 片
核桃少许
盐

◎ 调味汁
   颗粒芥末酱 1 大勺；蜂蜜 1 大勺；酱油 $\frac{1}{2}$大勺；白葡萄酒醋 2$\frac{2}{3}$大勺；橄榄油 5 大勺

做法

1. 准备 1L 热水，加 2 大勺盐，将油菜花焯一遍，放入冰水中冷却，将水分挤干，切成 3cm 小段。
2. 用热水浇在油豆腐上，去除油豆腐中的油分，放入烤箱烘烤两面后，切碎。核桃炒熟切碎备用。
3. 将油菜花、油豆腐混合均匀，加入调味汁拌好装盘，撒上核桃。

COLD
欧芹沙司拌新土豆

趁热将新土豆与欧芹沙司拌匀
让味道充分融合

材料［4 人份］

新鲜小土豆 20 个［约 500g］
培根［厚］$\frac{1}{2}$片［约 25 克］
本和香糖 1 大勺
盐
橄榄油

◎ 欧芹沙司
   橄榄油 1 大勺；欧芹［切碎］1 大勺；白葡萄酒醋 4 小勺；盐$\frac{1}{2}$小勺；本和香糖近 1 大勺；颗粒芥末酱 1 大勺；酱油 1 小勺；沙拉酱$\frac{1}{2}$大勺

做法

1. 将新土豆对半切开，浸泡水中。锅中放 500ml 水，将土豆与本和香糖、盐 1 小勺放入锅中，开火煮至竹签能够穿透土豆为止，放入漏勺滤干。
2. 将培根切成 5mm 粗的条状。平底锅中放入 1 小勺橄榄油，放入培根煎炒，加入 1 快炒。
3. 制作欧芹沙司。另取一只锅，放入橄榄油烧热，加入欧芹炒至香味出来，再放入白葡萄酒醋。一煮开，就加入盐、本和香糖，关火，再加入颗粒芥末酱、酱油，最后将沙拉酱化开放入，充分拌匀。
4. 在土豆热的时候拌入沙司，然后冷却。

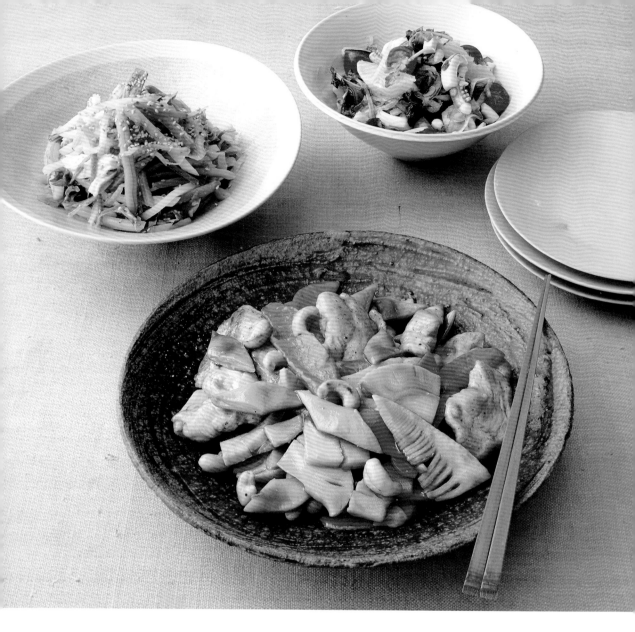

时蔬腰果鸡块

日式嫩姜沙拉

土佐文旦鱿鱼塞必切沙拉

选用脂肪较少的鸡胸肉做成的健康菜肴

将发源于秘鲁的中南美料理、水产类的腌制料理——柠汁腌鱼生

改良成 MUJI 风的美味

甜醋腌嫩姜造就全新的味觉感受

HOT
时蔬腰果鸡块

控制好火候，保持鸡胸肉软嫩

材料［4 人份］

鸡胸肉 1 块［约 200g］

水煮笋 $\frac{1}{2}$ 根

胡萝卜 $\frac{1}{2}$ 根

摩洛哥扁豆角 3 根

腰果［炒熟］4 大勺

水淀粉［淀粉 1 小勺 + 水 1 大勺］

盐；酒；淀粉；芝麻油；橄榄油

◎ A

　　酱油 1 $\frac{1}{3}$ 大勺；蚝油 1 $\frac{1}{3}$ 大勺；本和香糖 1 $\frac{1}{2}$ 大勺；水 $\frac{1}{4}$ 杯

做法

1. 鸡肉斜切成块，加 $\frac{1}{3}$ 小勺的盐，1 小勺的酒，充分搅拌入味，均匀地滚一层淀粉。

2. 往平底锅放入适量的橄榄油，烧热，放入鸡肉，煎至两面微黄，取出备用。

3. 将笋尖切成弧形，快速焯水，放漏勺滤干。胡萝卜切片，扁豆切成 3cm 小段。

4. 往平底锅放入 2 小勺芝麻油，烧热，将各种蔬菜与腰果颗粒放入锅中炒熟。将煎好的鸡肉回锅，加入搅拌均匀的 A，烧开之后，加入水淀粉勾芡。

COLD
日式嫩姜沙拉

甜醋嫩姜也可用作生姜烧酱之类的酱汁

材料［4 人份］

鸡胸肉 $\frac{1}{2}$ 块［约 100g］

嫩姜 100g

大土豆 1 个

胡萝卜 $\frac{1}{2}$ 根［约 100g］

四季豆 1 包［约 100g］

水菜＊［或其他绿叶蔬菜］$\frac{1}{2}$ 把

盐；酒

◎ A

　　水、醋各 2 $\frac{1}{2}$ 大勺；本和香糖 2 大勺；蜂蜜 $\frac{1}{2}$ 大勺

◎ B

　　用甜醋生姜熬制成的汤汁 4 大勺；味噌 $\frac{1}{2}$ 大勺；酱油 1 小勺；橄榄油 1 大勺；白芝麻 1 大勺

＊ 泛指水中生长的蔬菜。

做法

1. 制作甜醋嫩姜。将嫩姜清洗干净，带皮切两薄片，剩下部分切成较粗的姜丝。

2. 将 A 和 1 放入锅中加热，煮开之后关火，自然冷却。

3. 将土豆、胡萝卜切成较粗的丝，浸泡水中备用。四季豆 2 ~ 3 等分切段。锅中放入 1L 水、2 大勺盐，将四季豆放入锅中焯水，同样煮到软硬适中，放入冰水中快速冷却后取出，滤干水分。

4. 制作蒸鸡肉。将鸡肉、1 大勺酒、盐两撮、嫩姜薄片放入耐热容器中，包上保鲜膜，放入微波炉［500W］中加热 8 分钟。自然冷却后撕成丝。

5. 将甜醋嫩姜的姜、3、4、切好的水菜放入盆中，加入拌好的 B，拌匀装盘。

COLD
土佐文旦鱿鱼塞必切＊＊ 沙拉

能与任何海鲜搭配的绝妙沙司

材料［4 人份］

鱿鱼 1 只

紫洋葱 $\frac{1}{2}$ 个［约 100g］

水芹 1 把

文旦 $\frac{1}{2}$ 个

小番茄［对半切开］$\frac{1}{2}$ 包

盐

◎ 沙司

　　盐 1 小勺；柠檬汁 2 大勺；橄榄油 2 大勺；辣酱［淡口］1 小勺；大蒜［磨泥］$\frac{1}{2}$ 瓣；白胡椒少许

＊ 用塔巴斯哥辣酱的话，分量减半。

做法

1. 准备 1L 热水，加 20g 盐，将鱿鱼切块放入热水中快速焯水，放入冰水中冷却之后滤干。

2. 紫洋葱切片，浸泡水中去除紫洋葱的辛辣味后滤干。将水芹叶摘下，茎部较粗部分切成小段。

3. 文旦剥皮，取出果肉。

4. 取 $\frac{1}{6}$ 皮的黄色部分，切丝，快速焯水后取出备用。

5. 将 1、2、3、小番茄放入盆中，浇入沙司拌匀。

＊＊ ceviche 也叫 cebiche 或者 seviche，是南美洲很多国家都有的一道凉菜，是一种用柑橘类水果［柚、橘、橙、柠檬、青柠等］汁做底料，加入其他香料辅料，浸渍腌制各种海鲜的一道开胃凉菜。

HOT

香炸鱼饼

莲藕鲜糯

配香菜酱最佳

材料［4 人份］

鱼［竹荚鱼、沙丁鱼等］200g

莲藕 200g

大蒜 1 瓣

淀粉

酱油

面包粉

豆油

◎ 香菜酱

本和香糖 $1\frac{1}{2}$ 大勺；盐近 1 小勺；水 $1\frac{1}{3}$ 大勺；醋 1 小勺；红辣椒［切成圈］2 圈；柠檬汁 1 小勺；香菜 2 棵；橄榄油 $1\frac{1}{3}$ 大勺

做法

1. 制作香菜酱。将香菜酱材料全部放入搅拌机内搅拌。

2. 鱼切成大块，拿出 $\frac{1}{5}$ 的莲藕切成 5mm 大小的块，浸水，剩下部分切碎。将鱼、切碎的莲藕、淀粉 4 大勺、酱油 2 小勺放入食品搅拌机中搅拌均匀，再加入切成块的莲藕一起拌匀，将搅拌好的材料分割成大小相当的饼状，包上适量面包粉，放入 170℃ 的油锅里油炸。

3. 炸好装盘，浇上香菜酱。

COLD

日式豆腐拌时蔬

醇厚蔬菜风味的亚洲凉拌菜

材料［4 人份］

猪腿肉 60g

油菜花 $\frac{1}{3}$ 把

胡萝卜 $\frac{1}{2}$ 根

木棉豆腐*［擦干水分］1 块

水菜［或其他绿叶类蔬菜］$\frac{1}{4}$ 把

花生少许

鱼露 $1\frac{1}{3}$ 大勺

盐

芝麻油

做法

1. 胡萝卜切成 2mm 厚的半月形片。备热水 1L，加入 30g 盐，与油菜花一起放入锅中焯水，放入冰水冷却后，挤干。油菜花切成 3cm 的段。

2. 备 1L 热水，加入 20g 盐，将猪肉放入热水中烫熟，放入冰水冷却后，将水分擦干。

3. 将 1、2、豆腐、切成小段的水菜放入盆中，加入鱼露、芝麻油 $1\frac{1}{3}$ 大勺拌匀，搅拌至豆腐变成碎末为止。

4. 装盘、花生弄碎撒上即可。

COLD

醋腌洋葱

为了带出洋葱的甜味应烤过之后再腌

材料［4 人份］

新鲜洋葱 1 个

紫洋葱 1 个

小洋葱 10 个

◎ 腌制料

白葡萄酒醋 $\frac{1}{2}$ 杯；盐 $1\frac{1}{2}$ 小勺；水 $\frac{1}{4}$ 杯；本和香糖 4 大勺；芥末籽 $\frac{1}{2}$ 小勺；香菜籽 $\frac{1}{2}$ 小勺；黑胡椒籽 $\frac{1}{2}$ 小勺

做法

1. 新洋葱、紫洋葱切成六等分，将小洋葱的根部切除、剥皮。

2. 将 1 放入耐热容器，放入 180℃ 的烤箱内，洋葱烤 10 分钟，小洋葱烤 15 分钟。

3. 将腌制料的材料放入锅中煮开，加入 2，自然冷却。

---

* 质地坚实一些的豆腐，如北豆腐。

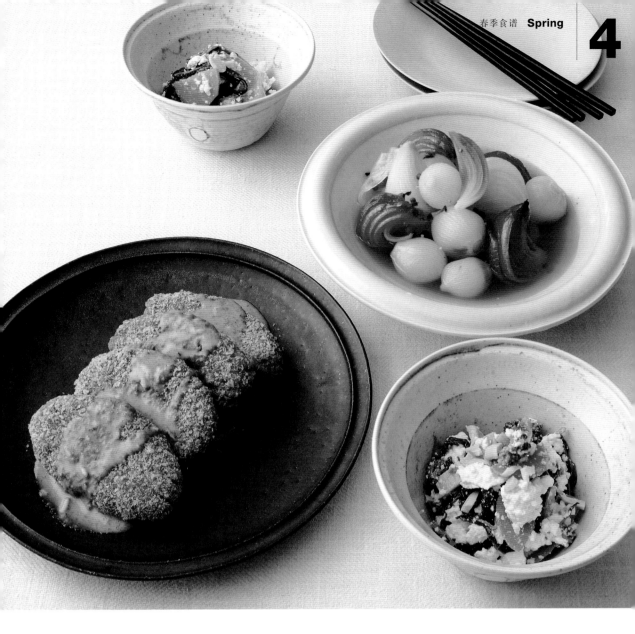

香炸鱼饼
日式豆腐拌时蔬
醋腌洋葱

用做鱼丸的方法制作鱼肉泥
裹上面包粉之后下锅油炸
立刻做成一道分量十足的美味
醋腌洋葱既可用单一洋葱也可多种混搭

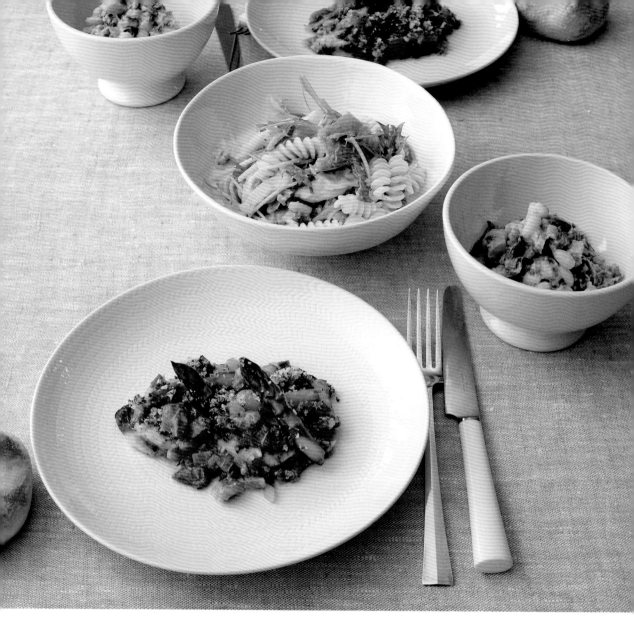

香烤马鲛鱼
大长柠檬意粉沙拉
油菜花拌青豆

用烤箱烹制的精致白身鱼料理
调味汁则是用非常鲜美的柠檬调制
意粉沙拉是适用于任何季节的一种料理
味道浓厚的青豆是百搭的副菜

HOT
香烤马鲛鱼
只要是白色的鱼都适合这道菜

材料［4 人份］
马鲛鱼 4 段
绿芦笋 4 根
大蒜［切末］$\frac{1}{2}$ 瓣
洋葱［切末］$\frac{1}{4}$ 个［约 50g］
刺山柑［切末］2 小勺
番茄［切成 1cm 见方的小块］1 个［约 200g］
欧芹［切末］1 小勺
迷迭香 $\frac{1}{2}$ 棵
本和香糖 2 小勺
盐；白胡椒
面包粉；橄榄油

做法

1. 马鲛鱼两面薄薄地撒上盐和胡椒。迷迭香切碎后加入 2 小勺橄榄油，放入马鲛鱼浸泡 30 分钟［在冰箱里放置一晚亦可］。

2. 锅里放 2 小勺橄榄油，放入大蒜，炒至大蒜成微黄色，加入洋葱，炒至通透。再加入刺山柑、番茄、本和香糖、盐 $\frac{1}{2}$ 小勺，煮开。

3. 备 1L 热水，加入 20g 盐，将芦笋切去根部，放在热水中焯，煮到芦笋软硬适中，取出，切成 3cm 的段。

4. 将 1 的马鲛鱼在耐热容器内并列摆好，将 2 均匀浇在马鲛鱼上，然后放入 200℃的烤箱中烤 7 分钟。从烤箱里取出之后，立刻加入 3、欧芹、面包粉 1 大勺、橄榄油 $\frac{1}{2}$ 小勺与马鲛鱼拌匀后，再放入 200℃的烤箱内烤 7 分钟左右。［根据马鲛鱼的大小适当调整烤制时间］

COLD
大长柠檬意粉沙拉
柠檬香味浓郁的调味汁最为关键

材料［4 人份］
鸡胸肉 2 块
新洋葱 $\frac{1}{4}$ 个
柿子椒［红、黄］各 $\frac{1}{4}$ 个
番茄 $\frac{1}{2}$ 个
水菜［或其他绿叶蔬菜］$\frac{1}{3}$ 把
日本产柠檬的柠檬蒂 1 个
短通心粉 150g
盐
橄榄油

◎ 调味汁
沙拉酱 $1\frac{1}{2}$ 大勺；柠檬汁 2 大勺；日本产柠檬的柠檬皮［磨碎］$\frac{1}{2}$ 个；蜂蜜 $\frac{1}{2}$ 大勺；黑胡椒少许

做法

1. 将鸡胸肉放 1L 热水中，加入 20g 盐与柠檬蒂，煮熟后自然冷却，将鸡胸肉用手撕成肉丝。

2. 分别将新洋葱、柿子椒切丝，在水中浸泡之后，滤干。番茄切薄片，水菜切长短适中的段。

3. 将通心粉放入 1L 热水中，加入 10g 盐与 1 小勺左右的橄榄油，按包装袋上所示时间多煮两分钟，放入冰水中冷却后滤干。

4. 制作调味汁。将柠檬皮、柠檬汁以及剩下的其他材料混合搅拌。

5. 将蔬菜类、鸡胸肉、通心粉与调味汁拌匀即可。

COLD
油菜花拌青豆
豆类奶油般的甘甜与油菜花的微苦相得益彰

材料［4 人份］
油菜花 1 把
洋葱［切成 1cm 方块］$\frac{2}{5}$ 个
培根［切成 8mm 方片］1 片
沙拉用杂豆［贩卖品］500g
无盐黄油 $1\frac{1}{2}$ 大勺
牛奶 2 杯
月桂叶 $\frac{1}{2}$ 片
肉豆蔻少许
本和香糖 2 小勺；盐；黑胡椒；橄榄油

做法

1. 将 2 小勺橄榄油、黄油放入锅中，加入洋葱、培根慢炒。等洋葱变得通透，加入 1 小勺盐、本和香糖、月桂叶，炒到洋葱颜色变黄为止。

2. 倒入牛奶，加入沙拉用杂豆，煮开之后，铺上一张烘焙纸作为锅盖，小火煮 20 分钟左右。等杂豆充分变软，汤汁变少之后，撒上肉豆蔻、黑胡椒、关火。

3. 将油菜花放入 1L 的热水中，加盐 30g，煮熟，放在冰水里冷却后，挤干水分，切成 1cm 的段。与 2 拌匀即可。

美味食材

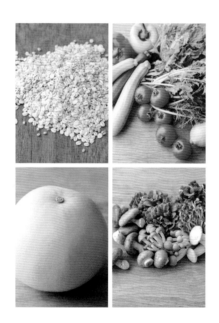

坚持精挑细选的各种食材

Café&Meal MUJI 以"素之食"为主题，选择丰饶土地上所孕育出来的各季天然食材，所以，食材的选择是 Café&Meal MUJI 的关键。选择安心、安全的食材是基本的原则，而且为了要找到尽可能新鲜美味的食材，主厨与工作人员要到访全国，有的时候要走遍世界各地去寻找。不仅在蔬菜、肉类、鳞介类等食材方面精挑细选，在调味料上也要费尽心思，像盐曲[用盐、曲子、水按比例混合，发酵而成的日本传统调味料，自古以来用以腌制菜、鱼、肉等。也可以作为汤底调料]这种店里就可以做的东西就尽量在每个店里自己做。另外，那些希望大家在家里也能使用的调味料也在店里贩卖，不管是哪一家店，贯彻的都是这种精神。希望大家在家里烹制这本书里的菜肴时，一定也要使用当季当地最新鲜的食材，调味料也一定要用心调制，这就是我们最大的心愿。

夏季食谱

Summer

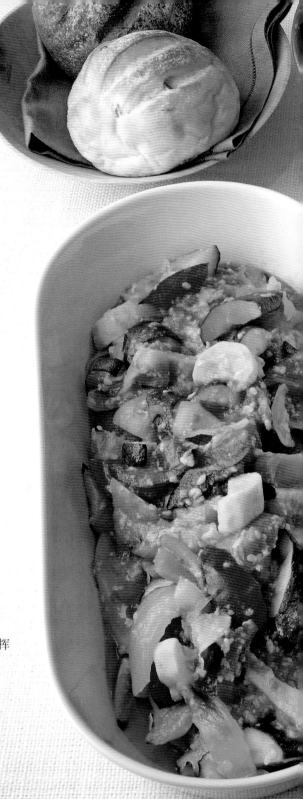

盐曲番茄炖时蔬
香腌沙丁鱼
保加利亚酸奶沙拉

用这些新菜式让夏天蔬菜的美味得以完美发挥
时间允许的话可尝试在家里亲手制作盐曲
营养丰富的香腌沙丁鱼也可作为主菜
与清淡的酸奶沙拉形成绝妙的搭配

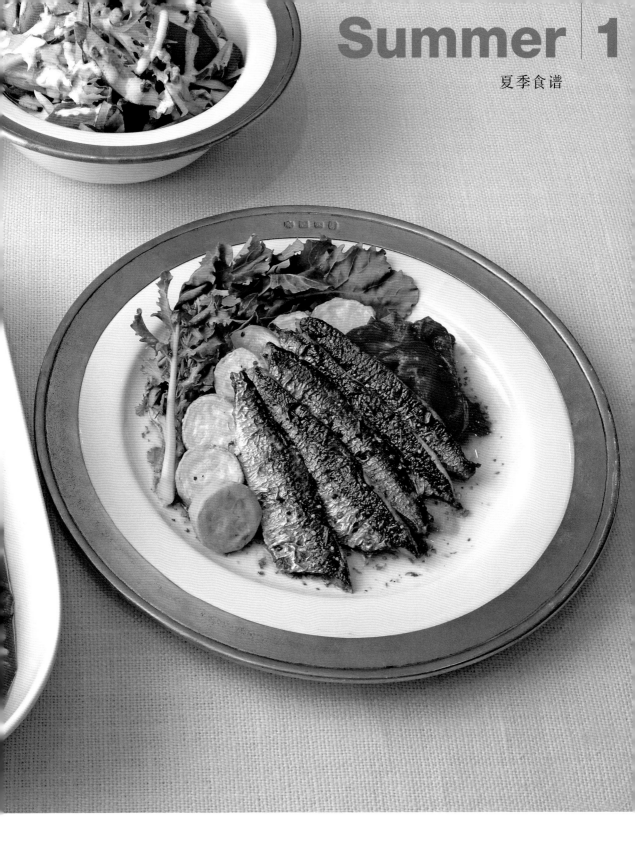

盐曲番茄炖时蔬

盐曲的使用量是所有食材总量的 10%

盐曲能让蔬菜的美味得到更好的发挥

材料［4 人份］

洋葱 $\frac{1}{4}$ 个

西葫芦［绿、黄］各 1 根

节瓜 $\frac{1}{2}$ 根

柿子椒［红］$\frac{1}{2}$ 个

盐曲［蔬菜总量的 10%］65g

橄榄油

◎ 盐曲番茄酱汁

大蒜［切碎］$\frac{1}{2}$ 瓣；橄榄油 2 小勺；盐曲［番茄 10% 的量］

20g；番茄［切成弓形］1 个

做法

1. 洋葱切成弓形，西葫芦切成 1cm 厚的半月形，节瓜将瓜籽取出，切成 5mm 厚的半月形，柿子椒去籽、切块。

2. 将 1 里的蔬菜、盐曲、橄榄油 $1\frac{2}{3}$ 大勺放在盆中拌匀，然后装入耐热容器，放在 200℃ 的烤箱中烤 10 分钟左右。

3. 做盐曲番茄酱汁。将大蒜与橄榄油放入锅中，加热，大蒜的颜色变黄之后，加入盐曲、番茄，煮到番茄稍微有点烂为止。

4. 烤好的 2 的蔬菜加入 3 的酱汁，烧开、收汁、拌匀。

［盐曲的材料与做法］

40℃ 左右的热水 500ml，加入 150g 盐，搅拌至盐溶入水中。将 500g 米曲与盐水放入洗干净的容器内搅拌好。上铺一张大小正好的烘焙纸，盖上盖子，放在阳光直射不到的地方。隔两天上下搅拌一次，10 天左右完成［放冰箱冷藏可保存半年左右］。

* 用干米曲的话，热水的分量应为 750ml。

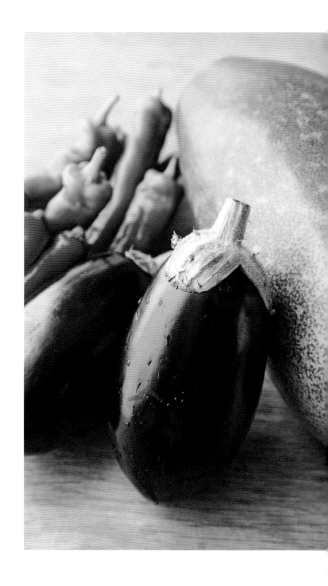

COLD

香腌沙丁鱼

用两种芥末来增加香味与口感

沙丁鱼与蔬菜类需要充分烘烤

材料［4 人份］

沙丁鱼［去骨］4 条

洋葱$\frac{1}{2}$个

西葫芦［黄］1 根

番茄$\frac{1}{2}$个

牛至［颗粒］一撮

绿叶类蔬菜、欧芹［切碎］各适量

盐；黑胡椒；橄榄油

◎ 芥末酱汁

　水$\frac{1}{2}$杯；红葡萄酒醋 1$\frac{1}{3}$大勺；盐一撮；本和香糖$\frac{2}{3}$小勺；
　橄榄油 1$\frac{1}{3}$大勺；第戎芥末 2 小勺多；颗粒芥末 1 小勺
　多；黑胡椒少许

做法

1. 沙丁鱼抹上适量盐、胡椒、撒上牛至，浇上适量橄榄
　油。放入 220℃烤箱烘烤 8 分钟。

2. 洋葱切成 1cm 宽的片，西葫芦切成 8mm 厚的片，番
　茄切瓣。浇上适量盐、橄榄油，放入 200℃的烤箱烤
　8 分钟。

3. 制作芥末酱汁。将芥末以外的材料放入锅中，煮开之
　后，余热散掉之后，放入芥末拌匀。

4. 将 3 浇在烤好的蔬菜、沙丁鱼上之后冷却，与绿叶类
　蔬菜一起摆盘，欧芹切碎撒上。

COLD

保加利亚酸奶沙拉

沙拉加上味道醇厚的酸奶

蔬菜用盐揉搓之后酱汁更宜入味

材料［4 人份］

黄瓜 2 根

紫洋葱$\frac{1}{2}$个

番茄 1 个

绿叶类蔬菜 40g

核桃 1 大勺

盐

◎ 酸奶酱汁

　酸奶［无糖］100g；本和香糖 2g；盐 1g；橄榄油$\frac{1}{2}$大勺

做法

1. 黄瓜纵向对半切开，斜切成 5mm 厚的片，紫洋葱切
　片，番茄切成大小适中的块。黄瓜、紫洋葱撒上$\frac{1}{2}$小
　勺盐，用手揉搓，10 分钟后用水洗净，滤干。

2. 用盐揉搓之后的黄瓜和洋葱与绿叶类蔬菜、番茄拌
　好，装盘，再将拌好的酸奶酱汁均匀浇上，撒上烤好
　剁碎了的核桃。

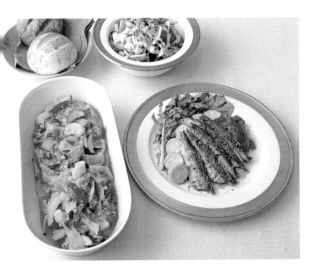

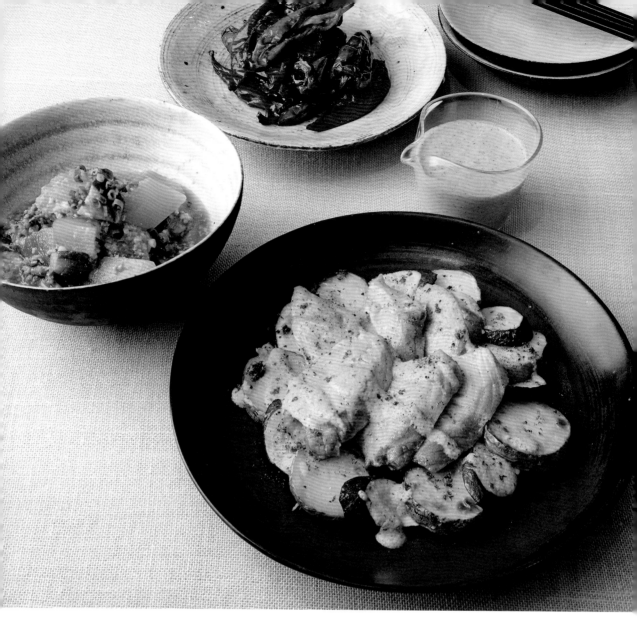

香烤三文鱼
甘长唐辛子［万愿寺唐辛子］沙拉
香炖双蔬［冬瓜、绢皮茄子］

用充满夏天气息的甘长唐辛子与茄子烹制的冷菜

加上三文鱼这道主菜就很完美了

绿意盎然的莳萝酱汁

是所有鱼类料理的最佳搭档

HOT

香烤三文鱼

莳萝酱汁的爽口与清香

材料［4 人份］

生鲑鱼 4 块

土豆 1 个

西葫芦 1 根

盐；白胡椒；橄榄油

◎ 莳萝酱汁

黄瓜［切块］$\frac{1}{2}$ 根；西芹 20g；莳萝 $\frac{1}{4}$ 包；盐 $\frac{1}{2}$ 小勺；本和香糖 1 小勺；柠檬汁 $\frac{1}{2}$ 小勺；豆浆 2 $\frac{2}{3}$ 大勺；橄榄油 $\frac{2}{3}$ 大勺

做法

1. 制作莳萝酱汁。把所有材料放入搅拌机搅拌。

2. 土豆清洗干净，带皮切成 1cm 厚的片，撒上适量的盐，涂上适量橄榄油。西葫芦切成 5mm 厚的片，撒上适量盐，涂上适量橄榄油。放入 180℃的烤箱中，土豆烤 15 分钟左右，西葫芦烤 8 分钟左右。

3. 鲑鱼撒上适量盐、少许胡椒，薄薄涂一层橄榄油。备一个耐热容器，按照土豆、西葫芦、鲑鱼的顺序一层层放好。放入 180℃的烤箱烤 10 分钟左右。烤好之后取出，浇上莳萝酱汁。根据个人喜好，可以撒一些欧芹碎末。

COLD

甘长唐辛子 *［万愿寺唐辛子］沙拉

烘烤后的甘长唐辛子味道甘甜

与酸味适中的葡萄酒醋相得益彰

材料［4 人份］

甘长唐辛子［绿椒、红椒］各 200g

大蒜［切碎］$\frac{1}{4}$ 瓣

盐；橄榄油

◎ 葡萄酒醋调味汁

葡萄酒醋 1 $\frac{2}{3}$ 大勺；柠檬汁 $\frac{1}{2}$ 小勺；第戎芥末 1 小勺；盐 $\frac{1}{5}$ 小勺；本和香糖近 1 小勺；橄榄油 4 大勺

做法

1. 将甘长唐辛子切成大块、盐一小撮、2 小勺橄榄油、大蒜混合拌匀。放入 180℃的烤箱烤 12 分钟左右。

2. 将葡萄酒醋调味汁的材料充分搅拌好，倒入烤好的 1，搅拌均匀即可。

---

* 日本京都伏见地区产的辣椒。

COLD

香炖双蔬［冬瓜、绢皮茄子］

给冬瓜与绢皮茄子

裹上一层优雅美味的汤汁

材料［4 人份］

冬瓜 $\frac{1}{6}$ 个

小绢皮茄子 1 个［约 250g］

猪肉糜 100g

生姜［切碎］5g

生姜［磨泥］1 小勺

盐；味噌；橄榄油；豆油

◎ 海带汤汁

水 2 $\frac{1}{2}$ 杯；鲣鱼花 6g；海带［切成 4cm 的块］1 片；酱油 1 大勺多；味啉 2 小勺；酒 2 小勺；盐 4g；本和香糖 1 小勺多

做法

1. 将海带汤汁的材料全都放入锅中，煮开之后，文火煮 2 分钟左右。

2. 冬瓜去皮，切成 3cm 左右的块。放入另一个锅中，加入 2 杯海带汤汁，盖子盖好，煮到竹签能够轻松穿透为止。

3. 锅中放入 1 小勺橄榄油，加入切碎的生姜末，开火炒香，放入猪肉糜，充分炒熟。然后放入 $\frac{1}{2}$ 小勺盐、1 小勺味噌、剩下的海带汤汁、磨碎的生姜泥，煮开之后，关火，自然冷却。

4. 将绢皮茄子间隔削皮，呈斑马条纹，用滚刀法切块。不裹面衣直接放入 170℃热油中炸，炸好后将油滤尽。放入 3 中，冷却。

5. 将冬瓜的汤汁滤掉，与 3 中的茄子拌匀，装盘。

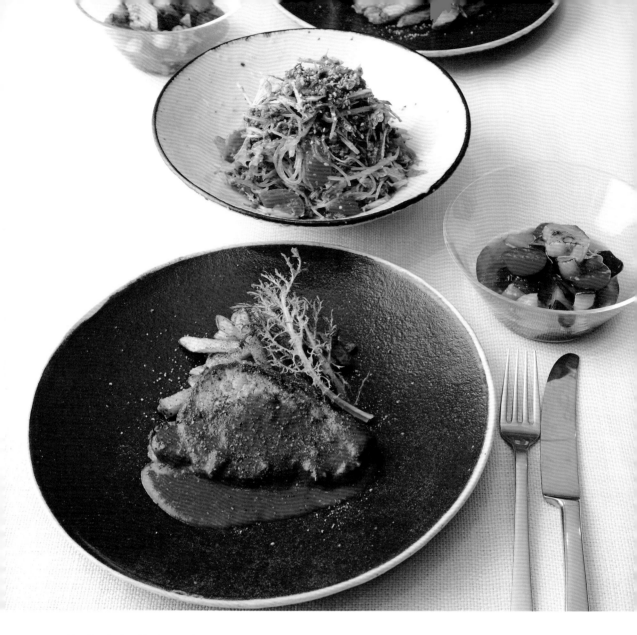

嫩煎杏仁酱汁里脊
炸酱粉丝沙拉
香腌绢皮茄子［花椒风味］

为了能够完全品尝到猪肉的美味
嫩煎的食材选择烤肉用的猪肉
为了让味道张弛有度
选配炸酱味或花椒风味的菜肴

HOT
嫩煎杏仁酱汁里脊
加入磨碎的洋葱泥让猪肉更加柔嫩
最后用充分的黑胡椒加强口感

材料［4 人份］
猪里脊［烤肉用］4 片［400g］

洋葱［磨碎］40g

土豆 200g

盐；黑胡椒；橄榄油；豆油

◎ 杏仁酱汁

　　大蒜［切碎］$\frac{1}{2}$ 小勺；无盐黄油 1 大勺；浓缩酱汁 1 杯；
　　水 2$\frac{2}{3}$ 大勺；盐少许；杏仁［片］20g

做法
1. 制作杏仁酱汁。杏仁放入 160℃ 的烤箱中烤到颜色呈黄褐色为止，用研磨机或蒜臼磨成粉。锅中放入黄油，加入大蒜，开火炒香，加入浓缩酱汁与水，煮开，再加入盐与烤好的杏仁。

2. 在猪肉上浅切 2～3 刀断筋，两面撒上适量的盐、胡椒［盐的用量为肉重量的 1～1.2%］。两面抹上磨碎的洋葱末［最好是放置一个晚上，没时间的话放置 30 分钟左右］。

3. 平底锅中放少量橄榄油，将 2 的猪肉放入，煎至两面微黄［将煎肉的汤汁倒在碗中备用］。

4. 将土豆洗净，带皮切成 4cm 长、1cm 粗细的小条状。放入水中过一下，滤干。放入 170℃ 的油锅中炸好，撒适量的盐。

5. 将炸好的土豆条、肉装盘，浇上煎肉的汤汁，最后稍微多撒一点黑胡椒。

COLD
炸酱粉丝沙拉
建议这道沙拉选用绿豆淀粉制成的粉丝

材料［4 人份］
粉丝 50g

豆芽 $\frac{1}{2}$ 包

大葱［切丝］5cm

黄瓜［切丝］$\frac{1}{2}$ 根

番茄［切成 1cm 的方块］$\frac{1}{4}$ 个

小葱［切成葱花］适量

白芝麻适量；盐；芝麻油

◎ 炸酱

　　橄榄油 1 小勺多；大蒜［切碎］$\frac{1}{2}$ 小勺；生姜［切碎］
　　1 小勺；猪肉糜 100g；甜面酱 2$\frac{2}{3}$ 大勺；豆瓣酱 1 小勺；
　　酒 1$\frac{1}{3}$ 大勺；本和香糖 1 大勺；酱油 1 大勺多；水 2 大

勺；盐一撮；玄米黑醋［普通的醋亦可］$\frac{1}{2}$ 小勺；花椒
粉适量

做法
1. 制作炸酱。锅中放入橄榄油、大蒜、生姜，开火炒香，加入猪肉糜，充分炒熟之后，加入除花椒粉以外的材料，煮开之后关火，加入花椒粉，冷却。

2. 粉丝按照包装袋上所示时间煮熟，煮好前 20 秒左右，放入豆芽，煮好后，用漏勺捞起。粉丝另外用流水进行冲洗，然后滤干。将大葱、黄瓜放入水中过一下，滤干。

3. 把番茄放入盆中，加入一撮盐、1 大勺芝麻油，拌匀。加入 2 和 1，充分拌匀后装盘，撒上葱花和白芝麻。

COLD
香腌绢皮茄子［花椒风味］
要突出花椒的香味
市面上的普通茄子亦可

材料［4 人份］
绢皮茄子 1 个［约 350g］

小番茄 $\frac{1}{2}$ 包

芝麻油；橄榄油

◎ 胶状冻汁

　　水 1$\frac{1}{5}$ 杯；本和香糖 1 大勺；酱油 2 大勺；板状明胶
　　4g；花椒［花椒粉亦可］1 小勺

做法
1. 制作胶状冻汁。用冷水将板状明胶泡开。将除明胶以外的其他材料倒入锅中，煮开后关火，加入明胶，溶开［用花椒粉的话，关火之后，加入花椒粉，到有香味溢出为止］。用孔隙细密的漏勺等器具过滤，冷却到快要变成稠糊状即可。

2. 将绢皮茄子间隔削皮，呈斑马条纹，用滚刀法切块。加入 1 大勺芝麻油、2 大勺橄榄油拌好，均匀包裹在茄子表面上，然后放入 200℃ 的烤箱中，烤 10 分钟左右，直到茄子中心变软为止。

3. 将小番茄去蒂，对半切开，茄子余热散尽之后，与茄子一起放入模具中，倒入胶状冻汁，冷却、凝固。

西式奶酪烧牛肉

茴香味浓郁的西式牛肉与夏季蔬菜

辅以足量的奶酪烘烤而成

材料［4 人份］

◎ 西式牛肉

混合绞肉 400g；大蒜［切碎］约 1 个［40g］；茴香［种子］1 小勺；日本产柠檬$\frac{1}{2}$个；红葡萄酒 2$\frac{2}{3}$大勺；淀粉$\frac{1}{2}$大勺；盐 1 小勺；黑胡椒少许

碎芝士 50g

◎ 蔬菜酱汁

洋葱［切成 1cm 的方块］1 个；西葫芦［切成 1cm 的方块］1$\frac{1}{2}$根；切块番茄罐头$\frac{1}{2}$罐［200g］；牛至少许；新鲜罗勒 1 棵；橄榄油 1 大勺；盐$\frac{1}{2}$小勺

做法

1. 制作西式牛肉。将柠檬皮磨成泥，果肉榨汁。将制作西式牛肉的材料全都放入盆中，拌匀。平铺在锡纸上，包成直径 3 ~ 4cm 的圆筒状，两端拧紧。放入 180℃烤箱烤 25 分钟左右。用竹签扎一下有透明的肉汁流出即可。

2. 制作蔬菜酱汁。锅中放入橄榄油，放洋葱炒香，再加入西葫芦、盐，炒到西葫芦变软之后，放入切块番茄、牛至、煮开之后撒上切碎的罗勒。

3. 把 1 的西式牛肉切成厚 1cm 的肉块，与 2 的蔬菜酱汁一起放入耐热容器，撒上碎芝士，放入 200℃烤箱烤 8 分钟左右。烤好之后，可撒些切碎的欧芹，最后可撒上黑胡椒。

大长柠檬虾仁沙拉

用绝妙的柠檬调味汁制作的沙拉

给人一种吃柠檬的错觉

材料［4 人份］

虾仁 100g

洋葱$\frac{1}{4}$个

柿子椒［红］$\frac{1}{4}$个

西芹 25g

绿叶类蔬菜 60g

日本产柠檬的柠檬蒂 1 个；盐

◎ 柠檬调味汁

柠檬汁 1 大勺；盐$\frac{1}{2}$小勺；本和香糖$\frac{1}{2}$大勺；白胡椒少许；白葡萄酒醋近 1 大勺；橄榄油 1$\frac{2}{3}$大勺

◎ 蜂蜜柠檬

日本产柠檬$\frac{1}{2}$个；蜂蜜$\frac{1}{2}$大勺

做法

1. 制作蜂蜜柠檬。柠檬竖切成四等分，再切成极薄的薄片。浇上蜂蜜，用保鲜膜紧紧地盖好，放置一段时间［最好放一个晚上］。

2. 将虾仁放入 2 杯的热水中，放入 1 小勺的盐与柠檬蒂，一起煮开后，将虾仁泡在汤汁中自然冷却。

3. 将洋葱、柿子椒、西芹分别切丝，放入水中过一下，滤干备用。

4. 将绿叶类蔬菜切成易于食用的大小，与 3 的蔬菜、2 的虾仁、1 的蜂蜜柠檬一起拌匀，最后加入拌好的柠檬调味汁。

酒酿鲜蔬猪肉［茶美猪］

用来酿造酱油的酒酿

有着更加浓厚的风味

材料［4 人份］

猪腿肉［切成薄片］100g

黄瓜 3 根

茗荷 1 包

盐

◎ 酒酿调味汁

酒近 1 大勺；味啉 1$\frac{2}{3}$大勺；本和香糖 1$\frac{1}{3}$大勺；白芝麻 1 小勺；酒酿$\frac{1}{4}$杯

做法

1. 制作酒酿调味汁。将芝麻以外的材料全部放入锅中煮开，冷却。

2. 猪肉快速地焯一下水，放入冷水中冷却，捞起后放于漏筐中冷却。

3. 将黄瓜切成 4mm 厚的圆薄片，也将茗荷切成薄片，迅速地用水洗净，滤干。放在盆子中，撒上少许盐，轻轻揉搓入味，再将 2 的猪肉与酒酿调味汁放入盆中，拌匀。

4. 装盘，撒上白芝麻。

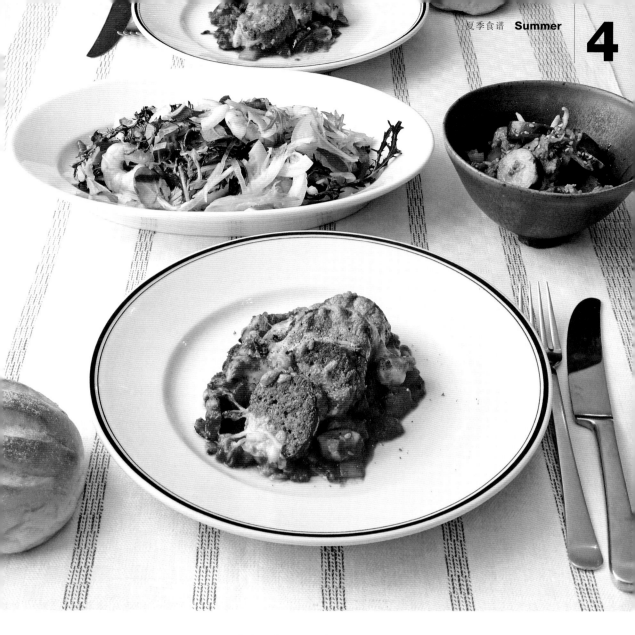

西式奶酪烧牛肉
大长柠檬虾仁沙拉
酒酿鲜蔬猪肉［茶美猪］

可用来宴客的夏季美食
分量十足的西式牛肉
清淡爽口的虾仁沙拉
酒酿拌鲜蔬是美味的关键

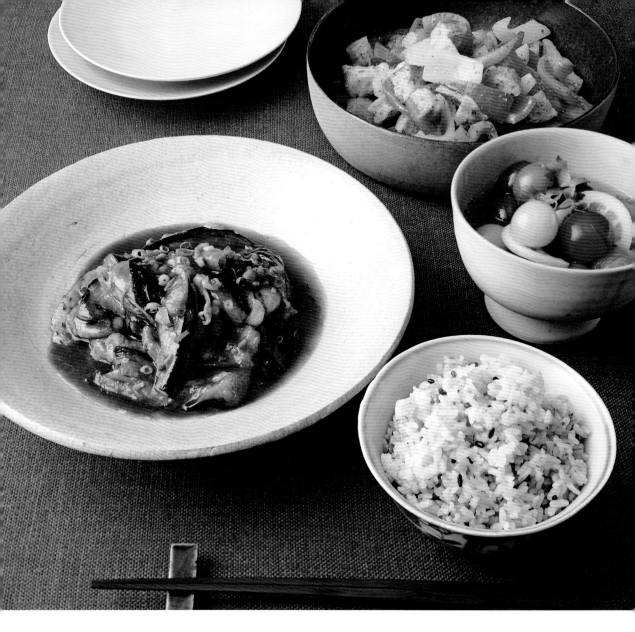

绢皮茄子炒肉
柿子椒沙拉
番茄柠檬西式渍菜

采用果肉肥厚的茄子
再辅以两道有着丰富维生素的冷菜
组成一桌让人垂涎欲滴的佳肴
主食以十谷米饭为佳

HOT

绢皮茄子炒肉

茄子切成大块、干煸至熟透

与混合调味料拌匀

材料［4 人份］

切成薄片的猪肉［里脊肉或者腿肉］150g

绢皮茄子 1 个［约 350g］

小葱［切成葱花］少许

水淀粉［淀粉 $\frac{1}{2}$ 大勺 + 水 1 大勺］

橄榄油；豆油

◎ 混合调味料

生姜［磨成泥］1 $\frac{2}{3}$ 大勺；酒 $\frac{5}{8}$ 杯；酱油 $\frac{1}{4}$ 杯；味啉 1 $\frac{1}{3}$ 大勺；本和香糖 2 大勺；黑醋［白醋亦可］$\frac{1}{2}$ 小勺

做法

1. 猪肉切成 3cm 宽的肉片。茄子用滚刀法切块，用适量的油炸好后，滤掉多余的油分。

2. 平底锅中放 1 小勺橄榄油，放入猪肉，炒熟。加入混合调味料，煮开之后，再加入炸好的茄子，等茄子完全被调味料包裹住了之后，加入水淀粉勾芡。

3. 装盘，撒上葱花。

COLD

柿子椒沙拉

用柿子椒做成的沙拉

柑橘一般的爽口甘甜

材料［4 人份］

柿子椒［红、黄］各两个

欧芹［切碎］2 小勺

长条面包［切成 1cm 的方块］4cm

盐

橄榄油

◎ 调味汁

第戎芥末 $\frac{1}{2}$ 小勺；白葡萄酒醋近 1 大勺；盐一撮；本和香糖 $\frac{1}{5}$ 小勺；橄榄油 1 $\frac{2}{5}$ 大勺；橙汁［100%］1 大勺；黑胡椒少许

做法

1. 制作油煎面包丁。用少许盐与橄榄油把长条面包涂抹均匀，放入 160℃的烤箱中，将长条面包碎粒烤至香脆取出。

2. 柿子椒去籽，切成长 5cm、宽 1cm 的条状，浸泡在水中去除苦味之后，滤干。然后将柿子椒、面包丁、欧芹拌匀，浇上调味汁即可。

COLD

番茄柠檬西式渍菜

色彩鲜艳的番茄让人食欲大振

这是一道酸爽诱人的西式渍菜

材料［4 人份］

彩色小番茄 2 包

◎ 腌泡汁

醋 6 大勺；水 $\frac{3}{4}$ 杯；盐 1 小勺；蜂蜜近 1 大勺；本和香糖 $\frac{1}{2}$ 杯；日本产柠檬［切片］$\frac{1}{2}$ 个；柠檬汁 1 $\frac{1}{3}$ 大勺

做法

1. 制作腌泡汁。将柠檬以外的材料放入锅中，煮开之后，关火，加入切好的柠檬片与柠檬汁。

2. 小番茄去蒂之后放入容器，浇入腌泡汁。等余热散尽之后放入冰箱冷藏［如果希望快点腌制入味的话，也可将小番茄对半切开］。根据个人喜好，可以撒一点意大利欧芹。

美味食材的根本

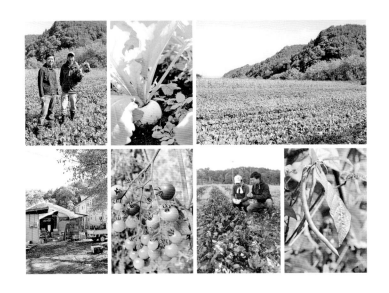

到原产地探访最新鲜的食材

Café&Meal MUJI 在不断地寻找美食原料，也就是店里使用的让人安心、安全而且美味的食材。此外，还委托签约农户配合店铺新研发的菜谱栽种相应的蔬菜，并且积极与签约农户进行沟通交流，听取他们所提出的建议。这一天，Café&Meal MUJI 松冈勇主厨去的就是长野县佐久平签约农户——蔬菜森林的石川彻先生［上方最左图，右］、由井自然农园的由井拓实先生［右下方第二张图，左］的农田。这些农田重点培育的是有机蔬菜［无农药栽培］。深受顾客喜爱的俄罗斯甜菜汤中所用的甜菜、下仁田大葱、白萝卜、叶菜等大多都是从这里采购的。［P.70 有关于食材的介绍］

秋季食谱

Autumn

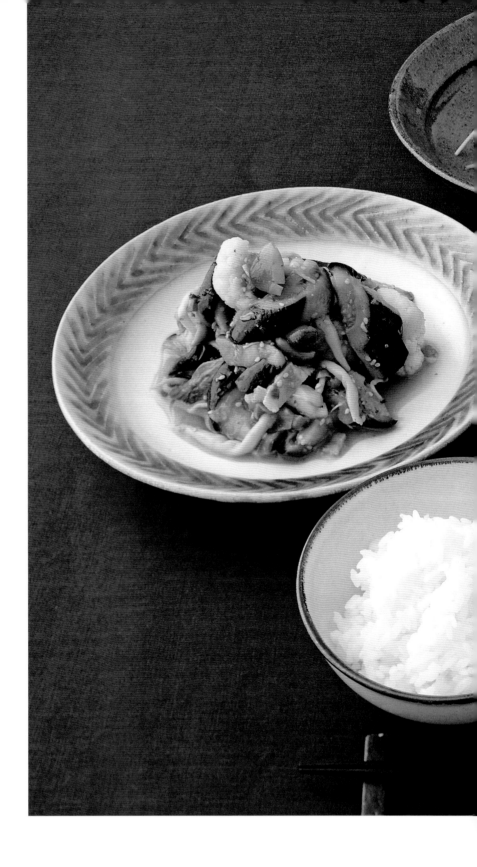

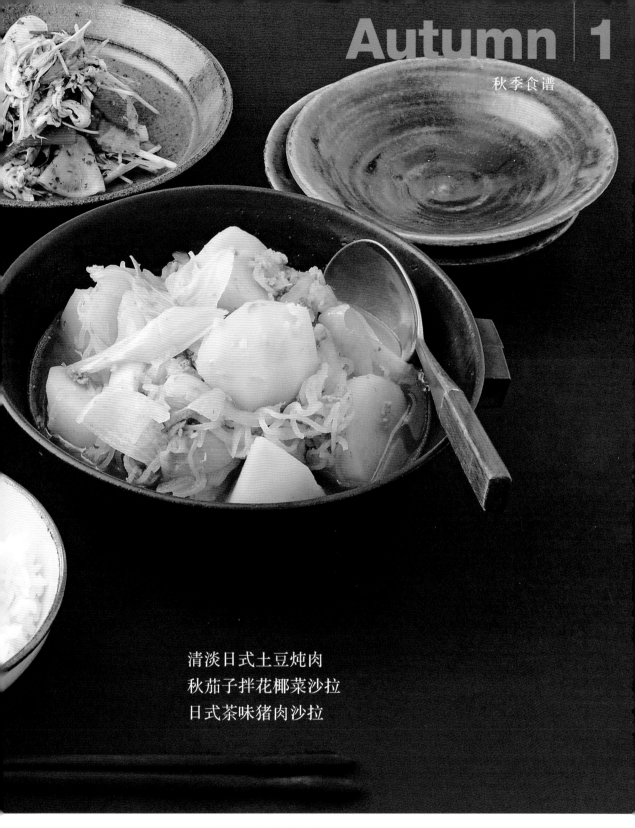

清淡日式土豆炖肉
秋茄子拌花椰菜沙拉
日式茶味猪肉沙拉

MUJI 风日式传统家常菜

材料讲究口味清爽

并用日式茶味猪肉沙拉

以及炒茄子作为配菜

HOT

清淡日式土豆炖肉

汤汁用海带、小鱼干与鲣鱼花熬制而成

调味料用量极少口味温和

材料［4 人份］

切块猪肉 150g

土豆 750g

洋葱［切成 1cm 宽的条状］500g

大葱［斜刀切成 4cm 长］150g

白魔芋丝 1 盒［180g］

生姜［切末］1 大勺

汤汁 2 杯

盐；酱油；橄榄油

做法

1. 土豆用滚刀法切块，在水中浸泡之后滤干。白魔芋丝焯水去除碱味，切成便于食用的长度。

2. 锅里放入 1 大勺橄榄油、姜末，爆香，再放入猪肉。快速煎炒之后加入洋葱及 1 小勺盐，然后调小火煎炒至洋葱变软。

3. 放入土豆，稍加煎炒后加入汤汁、酱油 2 小勺和魔芋丝。在食材上铺上葱，用烘焙纸盖在食材上，再盖上锅盖。用小火煮至土豆变软［约 20 分钟］，加 1 小勺酱油。

COLD

秋茄子拌花椰菜沙拉

好吃的关键在于茄子要煎透

洋葱末能让菜肴更加美味

材料［4 人份］

茄子［去蒂］300g

花椰菜［分成小朵］200g

蟹味菇［去除菌根］100g

培根［薄片］1 片

橄榄油

◎ 洋葱酱汁

洋葱［磨泥］3 大勺；酱油 2 大勺；醋 2 大勺；白芝麻 2 小勺；味啉 1 大勺；芝麻油 $\frac{1}{2}$ 大勺

做法

1. 制作洋葱酱汁。研磨好芝麻。将所有材料放入锅内煮沸。

2. 花椰菜放入浓度为 2% 的热盐水中煮沸，放入漏筐滤干。茄子纵向对半剖开，切成 4cm 长、1cm 厚形状，过水冲洗。

3. 在平底锅内加入 2 大勺橄榄油，将茄子煎至中心部分变软后取出。在同一个锅内放入切成 5mm 宽的培根及蟹味菇，快速翻炒后将茄子回锅，并倒入洋葱酱汁快速翻炒收汁。

4. 配上花椰菜，装盘。

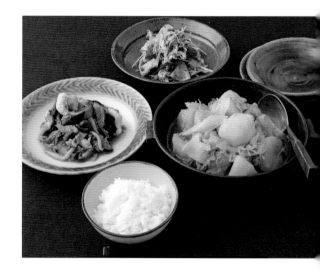

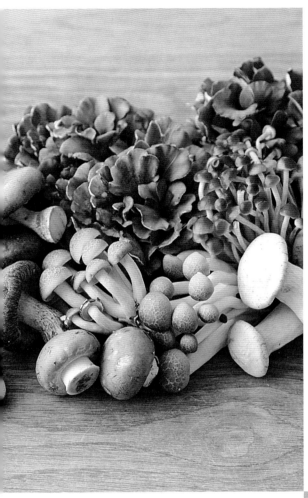

COLD

日式茶味猪肉沙拉

用茶汤涮煮猪肉，猪肉口味更鲜美
茶叶渣放入调味料中，物尽其用

材料［4 人份］
猪腿肉［切成薄片］150g
萝卜、红皮萝卜［切成 1mm 厚的半月形］各 100g
茗荷［横向切片］1 个
水菜［切成 4cm 长］50g
煎茶 2 小勺

◎ 调味料

　　酱油 2$\frac{1}{3}$大勺；醋 1 大勺多；本和香糖$\frac{1}{2}$大勺；白芝麻
　　1 小勺；橄榄油 2 大勺；生姜［磨成碎末］1 小勺

做法

1. 煎茶中加入 2 杯热水泡茶。将茶叶渣切碎。
2. 茶汤放入锅中，开火烧开，涮好猪肉片，放入冰水后，取出滤干。
3. 制作调味料。将切碎的茶叶渣与其他材料一并放入碗中，拌匀。
4. 萝卜与茗荷一并冲水后滤干。
5. 将调味料拌入涮好的猪肉、4 及水菜。

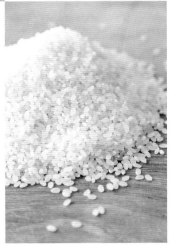

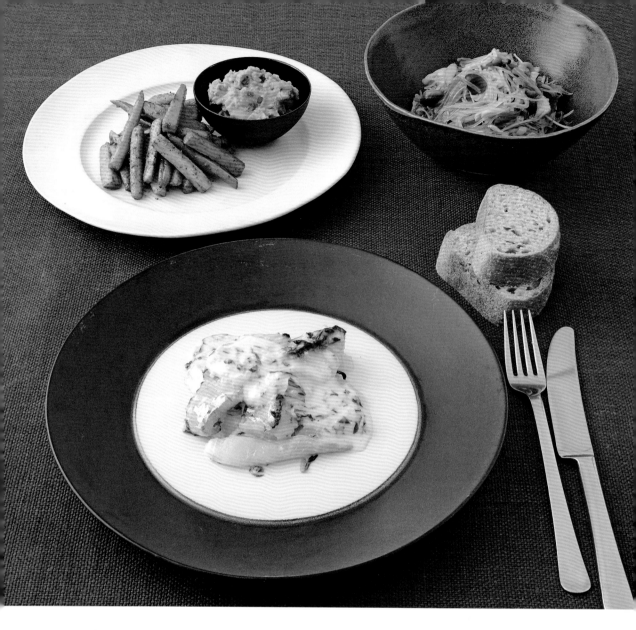

盐曲奶油鳕鱼
墨西哥风味根菜 ［牛油果酱汁］
粉丝蘑菇沙拉 ［玄米黑醋汁］

在特别的日子里烹制的鱼类料理

最为关键的是奶油酱汁

墨西哥风味牛油果酱汁与红酒、啤酒很搭

是必不可少的一道佳品

HOT

盐曲奶油鳕鱼

鳕鱼用盐曲腌过之后肉质松软香味更醇

拿自己爱吃的鱼来试试吧

材料［4 人份］

鳕鱼 4 段［320g］

青梗菜 1 棵

盐曲［鳕鱼重量的 10%］32g

盐；白胡椒；橄榄油

◎ 奶油酱汁

无盐黄油 2 小勺；大蒜［蒜蓉］$\frac{1}{2}$ 瓣；盐曲 1 大勺；牛奶 $\frac{3}{4}$ 杯；水淀粉［淀粉 2 小勺 + 水 2 小勺］

* 盐曲的制作方法见 P.24

做法

1. 在鳕鱼的一面撒上少许胡椒，放入盐曲中腌制 30 分钟［放置一晚更好］。在 200℃的烤箱内烤 8 分钟。

2. 青梗菜放入浓度为 2% 的热盐水中氽烫，放入冰水后滤干。菜叶切碎、茎切成 8 等分待用。

3. 制作奶油酱汁。在锅中放入黄油及大蒜并加热，大蒜加热至棕色时加入盐曲和牛奶。煮沸后立即加入水淀粉勾芡，再加入青梗菜的叶末。之后将青梗菜茎用橄榄油快速煎炒。

4. 将煎炒过的青梗菜和鳕鱼装盘，淋上 3 的酱汁。

COLD

墨西哥风味根菜［牛油果酱汁］

配色推荐使用红褐色的辣椒粉

根菜蘸取适量的牛油果酱汁来食用

材料［4 人份］

牛蒡［切成 4cm 长条］200g

胡萝卜［切成 4cm 长条］250g

四季豆 100g

辣椒粉 1$\frac{1}{2}$小勺；橄榄油

◎ 牛油果酱汁

牛油果 1 个；洋葱［切成碎末］50g；番茄［切成 1cm 的方块］100g；大蒜［蒜泥］少许；盐$\frac{1}{5}$小勺；半个柠檬分量的柠檬汁；辣椒酱［贩卖品］$\frac{1}{2}$小勺

做法

1. 制作牛油果酱汁。去除牛油果的皮和核，加入柠檬汁轻轻压碎。洋葱用水冲洗后滤干。将牛油果、洋葱、大蒜、盐、辣椒酱混合，加上番茄拌匀。

2. 在锅中加入浓度为 1% 的盐水与牛蒡，煮沸后调至小火。待牛蒡稍微变软后加入胡萝卜，最后放四季豆，煮到恰当的软硬度时用漏勺捞起并滤掉热水。

3. 在平底锅内加入 1 大勺橄榄油，并将 2 煎炒至香味飘出便可关火。稍微散热后撒上辣椒粉。

4. 与 1 一齐装入盘中。

COLD

粉丝蘑菇沙拉［玄米黑醋汁］

可以选用自己喜欢的蘑菇来做这道菜

拥有足量蘑菇与粉丝的健康沙拉

材料［4 人份］

鸡胸肉 2 块

粉丝 40g

胡萝卜［切成粗丝］50g

蟹味菇、金针菇［去除根部］各 100g

水菜［切成 4cm 长］50g

芝麻油；盐；橄榄油

◎ 调味汁

橄榄油 2 小勺；大葱［切成碎末］$\frac{1}{5}$ 根；玄米黑醋 2$\frac{1}{3}$ 大勺；酒 1$\frac{1}{5}$大勺；蚝油 1$\frac{1}{5}$大勺；本和香糖 1 小勺；酱油 1$\frac{1}{5}$大勺

做法

1. 在平底锅中放入 2 小勺芝麻油加热，将胡萝卜煎炒并加入一小撮盐。放入蘑菇类快速煎炒后取出，放凉。

2. 鸡胸肉与$\frac{1}{2}$小勺的盐和 1 小勺橄榄油拌匀后，放入平底锅煎炒，放凉后切成薄片。

3. 粉丝煮透后，用水冲洗冷却，切成便于入口的长度。

4. 将胡萝卜、蘑菇类、鸡脯肉、粉丝与水菜充分混合，拌入调味汁。

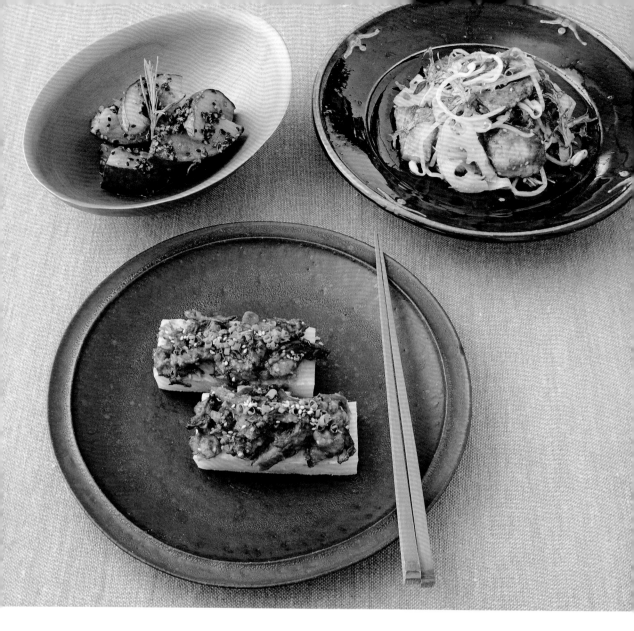

田乐土豆泥
芝麻酱凉拌烤南瓜
莲藕青花鱼韩式沙拉

深受孩子们喜爱的土豆泥
加入香浓的田乐味噌和核桃
南瓜与莲藕等做成的配菜
秋意浓浓的菜式立刻呈现

HOT

田乐土豆泥

请趁热享用

好好品尝土豆的软糯口感

材料［4 人份］

土豆 500g

小葱［切成葱花］适量

白芝麻 1 小勺；淀粉；盐

◎ 田乐味噌

舞茸［剥散］100g；核桃［磨至粗颗粒状］2 大勺；味
啉 3 大勺；酒 3 大勺；白芝麻酱 1 大勺；本和香糖 2
小勺；混合味噌 $1\frac{1}{2}$ 大勺；橄榄油 1 小勺

做法

1. 用滚刀法将土豆切块，放入水中炖煮。煮至竹签能轻
松穿透时捞起滤水，让土豆水分蒸发表面呈粉状。将
土豆压碎加入 50g 淀粉、一小撮盐，充分搅拌均匀。
待到稍凉时用手继续揉捏搅拌。

2. 将土豆泥平铺展开成薄薄的正方形，烤箱调至 180℃，
烤 15 分钟左右。待其自然冷却后，切成容易入口的
大小。

3. 制作田乐味噌。在平底锅内放入橄榄油，将舞茸煎炒
后，再放入核桃一起煎炒。

4. 锅内加入味啉、酒、炖煮收汁至一半的量，再加入芝
麻酱、本和香糖、味噌，完全化开后，加入 3 混合。

5. 将 4 放在土豆泥上，烤箱调至 200℃，烤 5 分钟左右。

6. 装盘后，撒上葱花和芝麻。

COLD

芝麻酱凉拌烤南瓜

通过烘烤的方式

让南瓜本身的美味得到充分发挥

材料［4 人份］

南瓜 $\frac{1}{2}$ 个

◎ 芝麻腌酱汁

大蒜［压碎］2 瓣；红辣椒［去籽］$\frac{1}{4}$ 个；迷迭香 1 棵；
白芝麻、黑芝麻各 $1\frac{1}{2}$ 大勺；白葡萄酒醋 $\frac{1}{4}$ 杯；盐近 1
小勺；本和香糖 $1\frac{1}{2}$ 大勺；黑胡椒适量；芝麻油近 2
大勺；橄榄油 3 大勺多

做法

1. 制作芝麻腌酱汁。锅内放入橄榄油、大蒜、红辣椒用
小火慢慢加热。大蒜转为黄褐色时，放入迷迭香。香
气散发后将大蒜、辣椒和迷迭香取出。

2. 放入芝麻，待芝麻上色后，加入葡萄酒醋、盐、本和
香糖，熬煮收汁直到葡萄酒醋一半的分量左右。然后
撒上黑胡椒和芝麻油。

3. 将南瓜切口向下放入 160℃的烤箱，烤 30 分钟左右，
直至竹签可以轻松穿透为止。待温度降下来后，切成
一口大小的弓形。

4. 将南瓜与芝麻酱汁拌匀，冷却后装盘，也可以放些迷
迭香叶子作为装饰。

COLD

莲藕青花鱼韩式沙拉

关键是将青花鱼煎至香脆可口

用别的青色鱼类代替也一样非常美味

材料［4 人份］

青花鱼［去骨］1 块

莲藕［切成 1mm 厚］200g

黄豆芽 100g

水菜［切成 4cm 长］50g

白芝麻适量

盐；白胡椒

淀粉；芝麻油；橄榄油

◎ 辣味噌酱

韩国辣酱 1 大勺；混合味噌 $\frac{1}{2}$ 大勺；大蒜［磨成碎末］
$\frac{1}{2}$ 小勺；生姜［磨成碎末］$\frac{1}{2}$ 小勺；白芝麻 2 小勺；酒
1 小勺；醋 1 小勺；芝麻油 1 小勺

做法

1. 青花鱼两面沾上适量的盐和胡椒。切成 1cm 宽块状，
撒上 1 大勺淀粉。

2. 平底锅内放入 1 大勺橄榄油，青花鱼两面分别煎至香
脆，待其冷却后与拌匀的辣味噌酱 1 大勺混合。

3. 莲藕冲水后沥干。平底锅内放入 2 小勺芝麻油，快速
煎炒后让其自然冷却。黄豆芽放入浓度 2% 的盐开水
中余烫后捞出，放入冰水后沥干。

4. 将辣味噌酱拌入青花鱼、莲藕、黄豆芽和水菜，并撒
上芝麻。

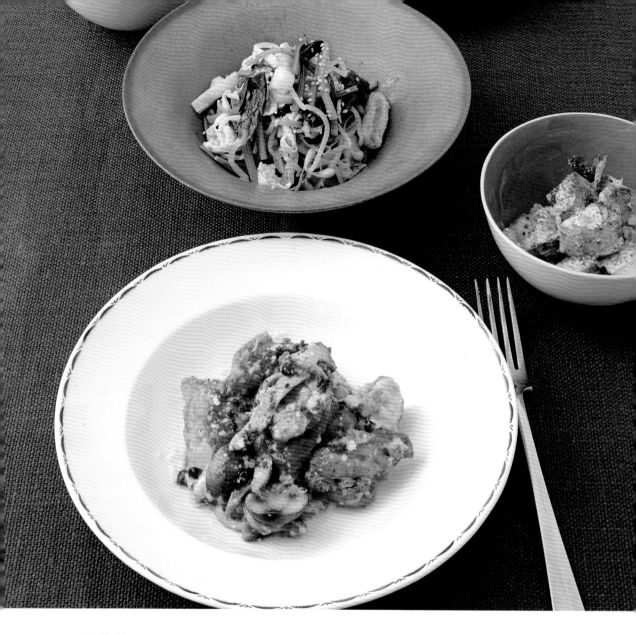

鸡肉菌菇炖番茄
韩式拌菜沙拉
欧芹酸奶沙司拌山药

用鸡蛋点缀的意式鸡肉番茄料理

味道鲜美分量充足

配上韩国拌菜风味和酸奶风味的副菜

奏响一曲美味的协奏曲

HOT

鸡肉菌菇炖番茄

加入多种菌菇之后，味道与口感更加醇厚
用鸡蛋点缀再撒上奶酪，满足感也得到提升

材料［4 人份］

鸡腿肉 400g

大蒜［压碎］3 瓣

红辣椒［去籽］1 个

蟹味菇 100g

棕色蘑菇［或者白蘑菇］100g

杏鲍菇 100g

小番茄［对半切或者切成 1cm 丁状］200g

切块番茄罐头 $\frac{1}{2}$ 罐［200g］

迷迭香［切碎末］$\frac{1}{2}$ 棵

鸡蛋［打散搅拌均匀］1 个

芝士粉 1 大勺

白葡萄酒 3 大勺

欧芹［切碎末］适量

盐；黑胡椒；橄榄油

做法

1. 鸡肉切成 4cm 大小的方块，加入盐 1 小勺、撒上适量胡椒，与迷迭香和 2 小勺橄榄油混合。

2. 在平底锅内将 1 的鸡肉两面稍加煎炒［不用煎透］，先取出备用。将平底锅内多余的油擦去，再加入 2 小勺橄榄油，放入大蒜、红辣椒加热，待大蒜变为黄褐色即可将大蒜及辣椒捞出。将菌菇类切成容易入口的大小，放入锅内煎炒［一开始用中火，等到煎透时开大火，将香味逼出］。

3. 将 1 的鸡肉回锅煎炒，加入葡萄酒，待酒精挥发后，放入小番茄、块状番茄、2 的菌菇类、盐 1 小勺，食材上铺好小于锅口的防溢锅盖，用小火煮 15 分钟［由于利用食材本身的水分进行熬煮，注意不要让水分蒸发，因此要盖上防溢锅盖］。

4. 尝味后，用盐调味。铺上鸡蛋，盛盘时呈现出蓬松感。最后撒上芝士粉和欧芹。

COLD

韩式拌菜沙拉

在调味料中加入韩国辣酱
芝麻油拌辣油以增加辣味也是不错的组合

材料［4 人份］

猪腿肉［切成 3cm 宽］100g

胡萝卜［切成粗条状］50g

黄豆芽 100g

菠菜 150g

油豆腐 1 块

白芝麻适量

◎ 调味汁

本和香糖 $\frac{1}{2}$ 小勺；盐 $\frac{1}{4}$ 小勺；黑胡椒少许；大蒜［蒜蓉］$\frac{1}{4}$ 瓣；大葱［切成碎末］$\frac{1}{5}$ 根；醋 1 大勺；芝麻油 1 大勺；橄榄油 $\frac{1}{2}$ 大勺

做法

1. 制作调味汁。将葱、芝麻油、橄榄油以外的材料充分搅拌后，再加入三者混合拌匀。

2. 所有蔬菜类放入浓度为 2% 的盐开水中余烫后捞出，放入冰水浸泡一下，再取出沥水。将菠菜充分沥干后，切成 3cm 的长度。

3. 猪肉放入浓度 2% 的盐开水中余烫后捞出，放入冰水中浸泡一下，再取出沥水。油豆腐则用烤箱稍稍烤至外层酥脆，切成 2mm 宽丝状。

4. 将蔬菜、余过的猪肉和油豆腐装盘后淋上 1 的调味汁，最后撒上芝麻。

COLD

欧芹酸奶沙司拌山药

山药表面温热松软，内部口感爽脆

材料［4 人份］

山药 500g

核桃［烘烤后压碎］2 小勺

盐；酱油；黑胡椒；橄榄油

◎ 欧芹酸奶沙司

原味酸奶 2 大勺；沙拉酱 1 大勺；蜂蜜 $\frac{1}{2}$ 小勺；欧芹［切碎末］4 小勺；盐一小撮

做法

1. 山药去皮后，切成 2.5cm 的小方块，撒少许盐。

2. 平底锅内放入 2 小勺橄榄油加热，将山药放入煎炒至表面着色，等整体颜色均匀时，放入 $\frac{1}{2}$ 小勺的酱油加以混合，待稍微冷却后撒上胡椒。

3. 将山药装盘，倒入搅拌均匀的欧芹酸奶沙司，最后撒上核桃粒［也可以将山药皮用橄榄油煎到酥脆，作为点缀］。

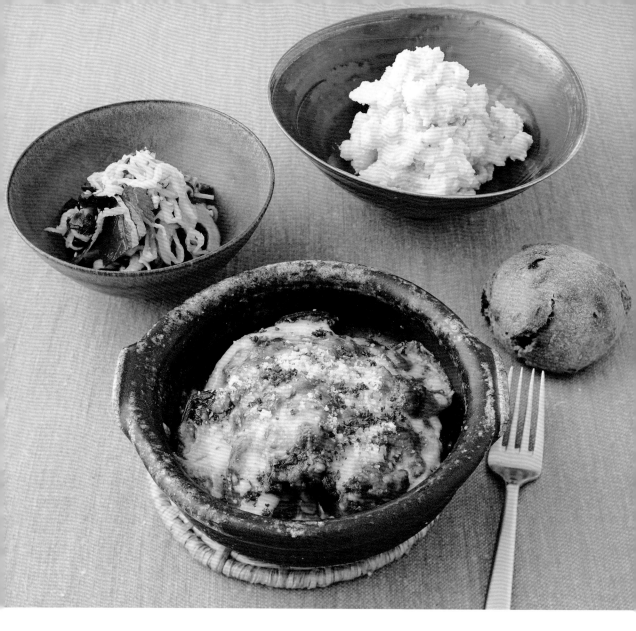

味噌风味烤美国茄子
香菇萝卜干沙拉
奶油明太子土豆沙拉

稍感浓稠的肉味噌
与茄子相配口味恰到好处
用干裙带菜和萝卜干做成的副菜
与明太子土豆沙拉相当契合

HOT
味噌风味烤美国茄子
将茄子完全煎透
能够充分呈现茄子的口感和美味

材料［4 人份］
美国茄子［去蒂］1 个
番茄［去蒂］1 个
碎奶酪适量
橄榄油
◎ 肉糜味噌酱汁

　　橄榄油 1 小勺；猪肉糜 100g；盐一小撮；酒 1 大勺；
　　浓缩酱汁 5 大勺；本和香糖 1 大勺；混合味噌 1 大勺；
　　切块番茄罐头 3 大勺多

做法
1. 制作肉糜味噌酱汁。在平底锅加热橄榄油，放入猪肉糜、盐充分煎炒。加入酒、浓缩酱汁、本和香糖、味噌、番茄块炖煮。
2. 茄子对半纵切后，切成 2cm 厚度的半月形。番茄对半切后，切成 1cm 厚度的片状。平底锅内加入适量橄榄油加热，茄子两面翻转煎透［根据茄子吃油的状况适时续加橄榄油］
3. 在耐热容器内，将茄子和番茄交错叠放，满满地浇上酱汁并撒上碎奶酪。在 200℃的烤箱内烤 8 分钟左右。

COLD
香菇萝卜干沙拉
用来制作沙拉的萝卜干和干裙带菜泡水时间不要过长

材料［4 人份］
萝卜干 40g
黄瓜 100g
干裙带菜 1 大勺
鸭儿芹［切成 2cm 长］20g
白芝麻少许
盐
◎ 调味汁

　　新鲜香菇 100g；海带［切成 3cm 方形］1 片；酱油 2 大勺；味啉 2 大勺；醋 3 大勺；本和香糖 2 小勺；盐$\frac{1}{2}$ 小勺；芝麻油 2 大勺

做法
1. 制作调味汁。新鲜香菇切成 4mm 厚度薄片。锅里放入除芝麻油以外所有材料加热，待其冷却后淋上芝麻油。
2. 萝卜干用水冲洗后沥干。锅内加入 2 杯热水煮沸，加

入 1 小勺盐，将萝卜干放入。再次煮 10 秒后用漏勺捞出，放在冰水中冷却后沥干。
3. 干裙带菜放入 1 杯开水后，立即捞出，用水冲洗冷却之后，马上沥干。黄瓜纵向切半，斜切成稍厚的半月形。
4. 在萝卜干、3 的裙带菜和黄瓜上浇上调味汁。装盘时用鸭儿芹点缀，并撒上芝麻。

COLD
奶油明太子 * 土豆沙拉
炖煮土豆时放入盐和本和香糖
就能做出美味的土豆沙拉

材料［4 人份］
沙拉豆**［贩卖品］50g
花椰菜［分成小朵］200g
土豆 500g
本和香糖 2 小勺
白胡椒；盐
◎ 明太子奶油酱汁

　　辣椒明太子［无染色］100g；无盐黄油 2 大勺；橄榄油 1 大勺；鲜奶油 2 大勺；牛奶$\frac{1}{4}$杯；盐$\frac{1}{2}$小勺

做法
1. 制作明太子奶油酱汁。将明太子的薄皮去除。锅内放入黄油、橄榄油，待黄油溶化时，放入明太子进行煎炒。最后放入鲜奶油、牛奶和盐，稍微煮一下关火待其冷却。
2. 沙拉豆放入浓度 2% 的盐水中余烫后，用冰水冷却后沥干。花椰菜也放入浓度 2% 的盐开水中煮透，用漏勺捞出后沥干。
3. 用滚刀法将土豆切块后，用水冲洗。在锅中加入 2$\frac{1}{2}$杯水，1 小勺盐及本和香糖，放入沥完水的土豆，炖煮至竹签可以轻松穿透的程度。热水倒掉后，待土豆水分蒸发至表面呈粉状后，将土豆压碎，撒上少许胡椒。
4. 待土豆完全冷却，配上 2 的沙拉豆、花椰菜，最后浇上 1 的奶油酱汁。

---

* 即为鳕鱼子。

** 已煮熟的冷冻杂豆或即食的各种豆类罐头。

维系彼此之所在

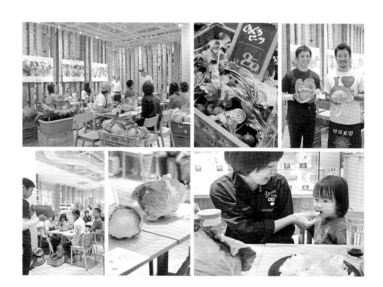

希望能成为维系美味与快乐的场所

Café&Meal MUJI 会举办各种各样的活动，例如，举办能够直接与签约农户会面的座谈会、由厨师长授课的料理教室以及与介绍日本美食的网络电台"开动啦!TV"一起合作的活动，等等。本页照片是在 Café&Meal MUJI 横滨 BAY QUARTER 店举行的"快乐农场"活动。当时的主题是卷心菜。两位种植者在活动时一边与大家品尝着刚刚采摘的卷心菜，一边分享每个季节卷心菜不同的烹调方法，以及关于卷心菜的产量、横滨其实有7% 的土地是农田等各种话题。今后也将会继续策划各种开心的活动。

冬季食谱

Winter

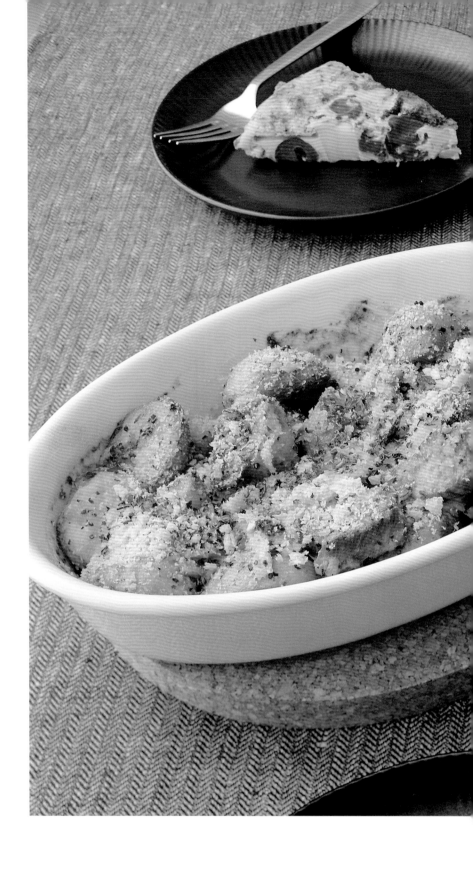

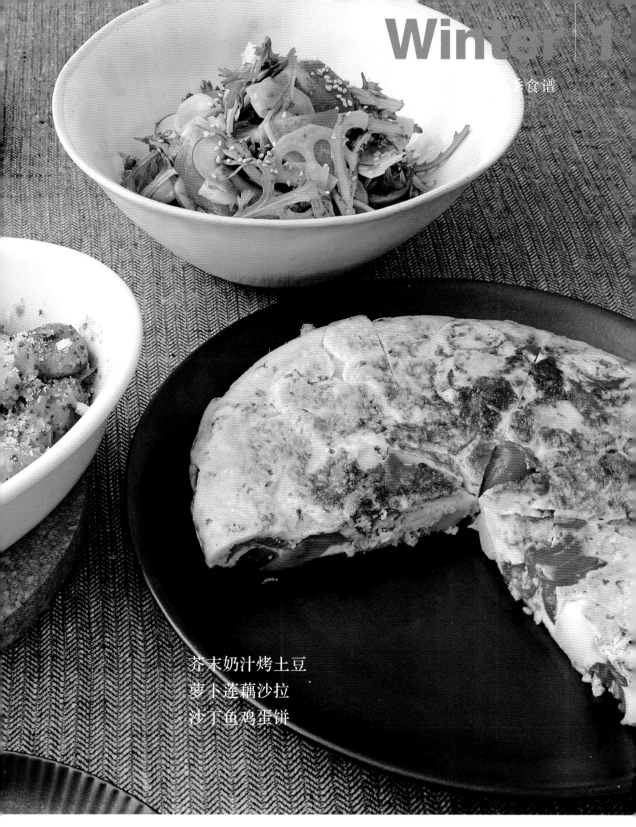

芥末奶汁烤土豆
萝卜莲藕沙拉
沙丁鱼鸡蛋饼

松软热乎的奶汁烤土豆

与包着沙丁鱼等诸多配料的煎蛋饼［玉米圆饼］

提前做好以后再加热也很方便

再辅以口感爽脆的沙拉

芥末奶汁烤土豆

芥末加上葡萄酒醋的酸味
炖煮出来的猪肉特别清爽美味

材料［4 人份］

猪前腿肉［整块］300g

土豆 400g

洋葱［切薄片］100g

鲜奶油 $\frac{1}{2}$ 杯

第戎芥末、颗粒芥末各 1 大勺

白葡萄酒醋 2 小勺

迷迭香 1 棵

面包屑 2 大勺

盐；黑胡椒；橄榄油

做法

1. 猪肉切成 2cm 大小的方块，加 3g 盐［肉 1% 的量］、2 小勺橄榄油、一半的迷迭香［叶片剁碎］，充分拌匀，在室温状态下，放置 30 分钟。再用平底锅煎至肉的表面颜色变成黄褐色，取出备用［平底锅勿洗］。

2. 将土豆洗净，带皮切成 2 等分。然后把土豆放入浓度为 1% 的盐水中煮至用竹签能够轻松穿透为止，装入漏筐，滤干。

3. 将 2 放入 1 的平底锅中煎炒至土豆的切口变成黄褐色。

4. 在另一个锅中放 2 小勺橄榄油，放入洋葱，煎炒到洋葱变软之后，加入 1 的肉与 $\frac{1}{2}$ 杯的水，煮开。

5. 把鲜奶油、两种芥末、白葡萄酒醋、黑胡椒适量拌匀之后，放入 4 中，稍微煮一下。放入 3 的土豆，混合好，倒入奶油烤菜用的容器中。

6. 将剩下的迷迭香［叶片剁碎］与面包屑拌好，撒在 5 上面，放入 200℃的烤箱，烘烤 8 分钟左右。

* 猪肉用五花肉、猪后腿肉、里脊肉亦可，可根据个人喜好进行选择。

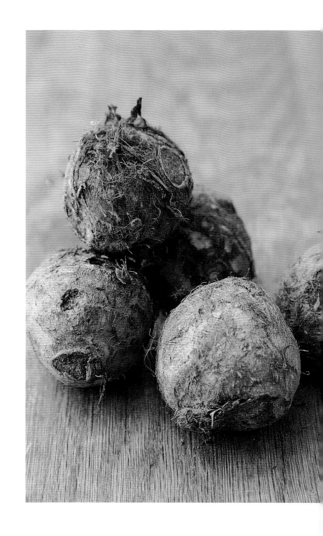

COLD

萝卜莲藕沙拉

清淡口味的调料充分发挥食材的原味之美
请好好享用莲藕与萝卜的美妙口感

材料［4 人份］

莲藕 100g

小萝卜［切成圆片］1 把

红心萝卜［切成银杏叶状］50g

茼蒿［切成 4cm 长］50g

熟白芝麻少许

◎ 日式调味汁［适量］

酱油 1 大勺；盐、本和香糖、第戎芥末各 $\frac{1}{2}$ 小勺；白
葡萄酒醋 2 小勺；红辣椒少许［切成 5mm 左右］；橄榄
油 4 大勺

做法

1. 制作日式调味汁。将红辣椒切碎，将橄榄油以外的所
   有材料放入盆中，一边搅拌一边一点点地加入橄榄油。

2. 莲藕用切片机之类的机器切成薄薄的半月形，放入水
   中浸泡，然后在浓度为 1% 的热盐水中迅速焯一下取
   出。流水冷却之后，滤干备用。小萝卜、红心萝卜也
   在水中浸泡之后滤干备用。

3. 用一半分量的调味汁与 2、茼蒿快速拌好装盘，撒上
   白芝麻。

* 因为萝卜种类众多，做沙拉的时候可以根据自己的喜好进
  行组合。当然白萝卜与莲藕就已经非常美味了。

COLD

沙丁鱼鸡蛋饼

用平底锅就能做的
西班牙风味的沙丁鱼鸡蛋饼

材料［4 人份］

沙丁鱼［身长 15cm 左右的］2 条

土豆 200g

小番茄 $\frac{1}{2}$ 包

鸡蛋［6 个］300g

大蒜［切碎］$\frac{1}{2}$ 瓣

牛至［干的］$\frac{1}{2}$ 小勺

欧芹［切碎末］2 小勺

罗勒［新鲜］1 棵

盐；白胡椒；橄榄油

做法

1. 用手沿骨架将沙丁鱼剥开，均匀地在鱼肉上撒上适量
   的盐，再将大蒜、牛至、1 小勺橄榄油一起搅拌好，
   均匀地抹在鱼肉上，放入平底锅，两面煎一下。余热
   散尽之后，将鱼尾和鱼骨去除，切成 5mm 宽的块。

2. 土豆切成 1cm 大小的丁。放入浓度为 1% 的盐水中煮
   至竹签可以轻松穿透为止，放在漏筐中滤干。平底锅
   放 1 小勺橄榄油，加热之后放入土豆煎炒一下。

3. 将鸡蛋充分打散，加入少许胡椒与切碎的欧芹、罗勒
   切碎，与 1 的沙丁鱼、2 的土豆一起搅拌好。

4. 取直径为 20cm 的平底锅，加热，倒入 1 大勺的橄榄
   油，将 3 倒入锅中。小番茄去蒂，对半切开，全面均
   匀地撒在蛋饼上，为了防止烧焦，用小火加热。煎至
   颜色变成黄褐色之后，将蛋饼翻转，将另一面也煎成
   同样颜色。

* 材料根据个人喜好调整，例如加入其他绿色、黄色蔬菜等。

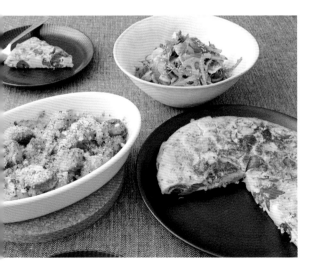

鸡翅杂粮炖番茄

好好享用杂粮那种糯糯的口感

鸡翅根用盐水浸泡去除血水之后更美味

材料［4 人份］

鸡翅根 8 个［500g］

菜花 、西兰花［切成小朵］各 100g

洋葱［切薄片］100g

番茄［切成 1cm 小块］200g

麦片 、丸麦［未加工的麦子］各 2 大勺

月桂叶 $\frac{1}{2}$ 片

百里香［新鲜］2 棵

本和香糖 $\frac{1}{3}$ 小勺

白葡萄酒 、白葡萄酒醋各 1 大勺

盐 ；白胡椒 ；黑胡椒 ；橄榄油

做法

1. 鸡翅根放在盐水［水 1 $\frac{1}{2}$ 杯 + 盐 1 大勺］中浸泡 30 分钟 。滤干水分 ，加少许白胡椒粉与 2 小勺橄榄油 ，拌匀 。

2. 平底锅加热 ，将鸡翅根煎至表面变成金黄色［中心没有煎熟亦可］。

3. 将麦片与丸麦用热水煮 8 分钟 ，然后放在漏筐中 ，快速用水清洗 。

4. 将菜花 、西兰花放入浓度为 2% 的热盐水中焯水后 ，放入漏筐 。

5. 锅中放 2 小勺橄榄油 ，将洋葱煎炒一下 。放入 2 的鸡翅根 、月桂叶 、 $\frac{1}{3}$ 小勺的盐 、本和香糖 、葡萄酒 、葡萄酒醋 、2 杯水 、番茄 、3 的麦类 、百里香 ，用烘焙纸当小锅盖 ，盖在材料上 ，再盖上锅盖 ，用小火熬煮 20 分钟 。

6. 尝一下味道 ，用盐调味 ，放入 4 ，将菜花与西兰花煨热 。出锅时 ，撒上少许黑胡椒 。

* 杂粮只有一个种类的话也可以 。不加花菜 、西兰花亦可 。

戈根索拉乳酪炖萝卜

把萝卜先煮至柔软是关键

这道菜是意大利版炖萝卜

材料［4 人份］

白萝卜［切成 8mm 圆片］300g

淘米水适量

牛奶 、鲜奶油各 $\frac{1}{2}$ 杯

无盐黄油 1 小勺

意大利干酪［芝士粉亦可］20g

戈根索拉乳酪［辣味较重的种类 <Picante>］50g

蜂蜜 2 小勺 ；盐 ；黑胡椒

做法

1. 将萝卜放入锅中 ，加淘米水至盖过萝卜的位置 ，煮至竹签能够轻松穿透为止 ，然后用温水洗净 。

2. 在另一个锅中加入牛奶 、鲜奶油 、黄油 、盐 $\frac{1}{4}$ 小勺 、磨碎了的意大利干酪 、掐碎了的戈根索拉乳酪 、蜂蜜 ，为避免烧焦 ，用小火加热至各种材料充分溶解 。

3. 将萝卜的水分擦干 ，放入 2 中 ，用小火炖一会儿 。倒入另一个容器 ，放置冷却 ，让味道充分融合 。

4. 装盘 ，撒上少许胡椒 。

* 萝卜推荐使用靠近萝卜叶的那一部分 。

普罗旺斯根菜杂烩

请按照筑前煮［日式家常菜］的那种方式来制作

各种香草的组合能让味道得到充分的发挥

材料［4 人份］

鸡腿肉 150g

萝卜 、胡萝卜 、莲藕 、芋艿各 200g

大蒜 $\frac{1}{2}$ 瓣 ；红辣椒 $\frac{1}{4}$ 个 ；原汁整番茄罐头 $\frac{1}{2}$ 罐［200g］

月桂叶 $\frac{1}{2}$ 片 ；百里香［新鲜］、迷迭香［新鲜］、罗勒［新鲜］各 1 棵

高汤［用海带 、鲣鱼煮出的汤汁］1 杯 ；盐 ；橄榄油

做法

1. 鸡肉切成大小适中的块 ，加盐 $\frac{1}{3}$ 小勺［鸡肉的 1% 量］、橄榄油 1 小勺 ，拌匀 ，放置 30 分钟 。

2. 萝卜 、胡萝卜 、莲藕 、芋艿用滚刀法切块 ，将莲藕与芋艿放在水中浸泡 。

3. 锅中放 1 大勺橄榄油 ，再将捣碎的大蒜 、去籽的红辣椒放入锅中 ，用小火慢慢加热 。待大蒜变成黄褐色了 ，将大蒜与红辣椒取出 ，将 1 的鸡肉放入锅中煎炒 。

4. 煎至鸡肉表皮变黄褐色了之后 ，加入萝卜 、胡萝卜 、滤干的莲藕煎炒 。等锅中的材料和油拌匀了之后 ，再将滤干水分的芋艿放入锅中煎炒 ，然后加入高汤 、番茄罐头［将整个番茄捣碎］。加入 $\frac{1}{2}$ 小勺的盐 ，煮开 ，放入月桂叶 、百里香 、迷迭香 ，用烘焙纸贴水盖上 ，盖上锅盖 ，小火炖煮 20 分钟 。

5. 尝一下味道 ，用盐调味 ，拌入切碎的罗勒 。

* 根菜可根据个人喜好进行选择 。香草类的只用一个种类也可以 。

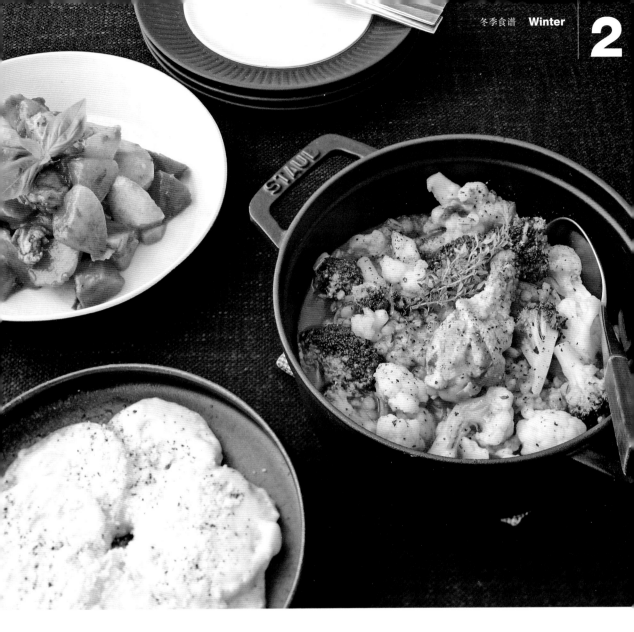

鸡翅杂粮炖番茄
戈根索拉乳酪炖萝卜
普罗旺斯根菜杂烩

将锅子直接放到餐桌中央去
以胶原蛋白丰富的炖鸡翅为主菜
另外两道别出心裁的菜肴
更有锦上添花的作用

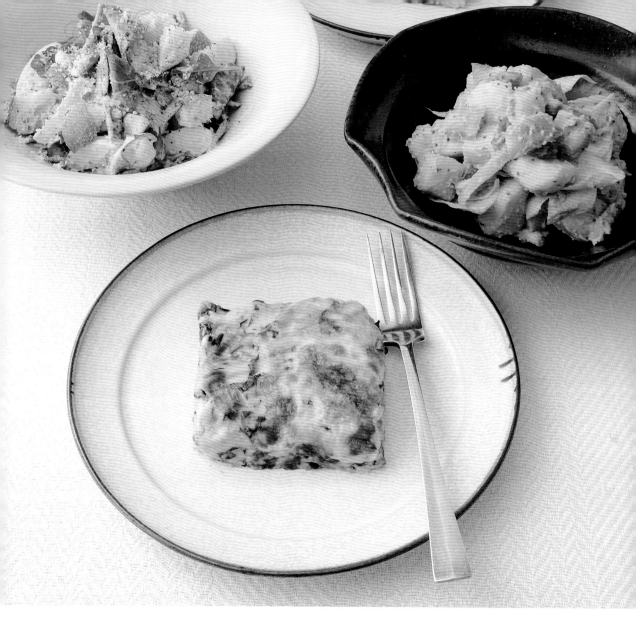

菠菜多利亚饭
土豆苹果沙拉
芜菁凯撒沙拉

人数较多的时候也适合
老少皆宜的多利亚饭
考虑到两道沙拉的风味变化
选用芥末酱汁与凤尾鱼酱汁

HOT
菠菜多利亚饭

整棵菠菜全都用上
因此要连根清洗干净

材料［4 人份］

菠菜 1 把

培根［切成粗粒］25g

大蒜［蒜蓉］1 瓣

洋葱［切碎］60g

蘑菇［切薄片］1 包

无盐黄油 1 大勺

白色酱汁*［贩卖品］200g

豆浆［无糖］80ml

奶酪丝 40g

杂粮米［熟］400g

盐；白胡椒；橄榄油

做法

1. 锅中放 1 大勺橄榄油，加入黄油、大蒜，小火煎炒至大蒜呈黄褐色，放入洋葱、培根、蘑菇、½小勺盐，小火慢煎。取半把菠菜，茎部横切成段，叶片切成 3cm 长短，放入锅中，快速煎炒之后，与杂粮米拌匀，装入烘烤器皿中。

2. 将白色酱汁与豆浆放入另一个锅中，煮开之后，尝味道并用盐调味［不同厂家的盐味道是不同的］。加入一半分量的奶酪，撒上少许胡椒。

3. 将剩下的菠菜放入浓度为 3% 的盐水中煮开，放入冰水冷却之后，拧干水分。将茎部横切成段，叶片切成 1cm 长短，再拧干一次，加入 2 中拌匀。

4. 将 2 的酱汁倒在 1 的上面，撒上剩余的奶酪。放入 200℃的烤箱中烘烤 8 分钟左右［颜色呈黄褐色］。

COLD
土豆苹果沙拉

土豆凉拌芥末酱
与苹果搭配酸爽适宜

材料［4 人份］

土豆 400g；苹果 1 个

无盐黄油 1 小勺

精制白砂糖 1⅔大勺

肉桂粉适量

本和香糖 2 小勺；盐

◎ 芥末酱汁

洋葱［切薄片］100g；培根［切成 1cm 宽］25g；颗粒芥末、醋各 1 大勺多；沙拉酱 1 小勺多；盐少许；橄榄油 2 小勺

做法

1. 苹果切成 1cm 大小的方块，平底锅中放入黄油，将苹果放入平底锅中煎炒。加入精制白糖，炒成焦糖状后，装到容器中，余热散尽之后，撒上肉桂粉。

2. 用滚刀法将土豆切块，锅里放入 2½杯水、盐 1 小勺、本和香糖，煮至竹签能够轻松穿透为止。倒入漏筐滤干后回锅，开小火，不断摇晃锅子使水分蒸发土豆表面呈粉状。

3. 制作酱汁。锅中放橄榄油、洋葱、培根、盐，小火煎煮至所有食材变软为止。加入 2 大勺水，另外将颗粒芥末、醋、沙拉酱，搅拌开之后，加入锅中，再反复搅拌。关火，加入 2，拌匀冷却，等余热散尽，加入 1，根据个人喜好，可以将菊苣或立叶莴苣切成 2cm 长短，加入一起拌匀。

COLD
芜菁凯撒沙拉

充分发挥凤尾鱼调味汁的风味
芜菁的甜味和芝麻菜的苦味搭配恰到好处

材料［4 人份］

芜菁 200g；芝麻菜 30g

意大利干酪［奶酪粉亦可］1 小勺

面包粒［如有可放］⅓杯

盐；黑胡椒；橄榄油

◎ 调味汁

凤尾鱼［鱼柳］3 条；大蒜［蒜蓉］½瓣；鲜奶油、沙拉酱、意大利干酪［奶酪粉］各 2 大勺；第戎芥末⅓小勺；白葡萄酒醋 1 小勺；盐少许

做法

1. 制作调味汁。锅中放凤尾鱼、大蒜，小火加热。等蒜蓉变成黄褐色、凤尾鱼煮化之后，加入鲜奶油，煮开一下关火。加入芥末、沙拉酱、意大利干酪、葡萄酒醋、盐，拌匀。

2. 芜菁切成 1cm 宽的弓形，撒⅓小勺的盐，揉搓 5 分钟滤干水分之后，加入 1 小勺的橄榄油拌匀，用平底锅煎炒之后，放置冷却。

3. 芝麻菜切成 3cm 长。芜菁与芝麻菜及调味汁拌匀后装盘。

4. 用面包粒与意大利干酪装饰，撒上胡椒。

---

*　用面粉、油和牛奶调制而成的酱汁

*　面包粒的材料与做法见 P.33。

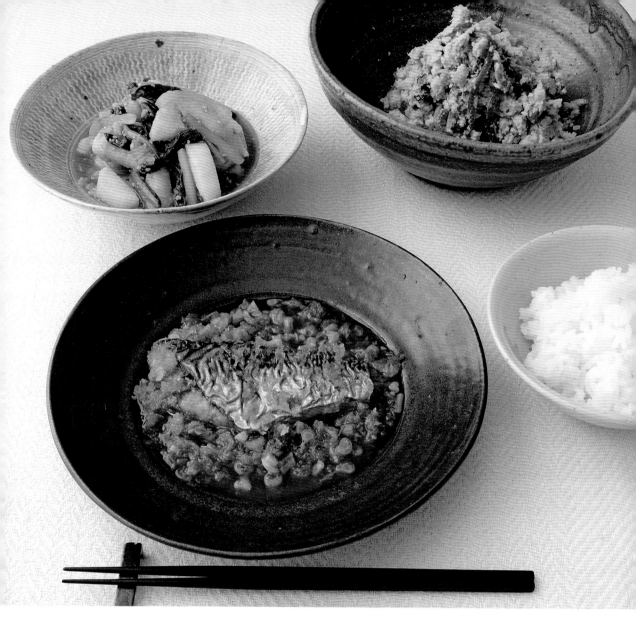

霙煮青花鱼
水菜莲藕拌豆腐渣
芝麻醋拌山药

具冬季特色的日式料理组合
無印良品风格的菜肴
让人在不知不觉中品尝了丰富的蔬菜
还有用豆腐渣做的健康的副菜

HOT

霙煮青花鱼

肥美的青花鱼口感并不油腻

粗颗粒萝卜泥是关键

材料

青花鱼 2 片

盐

◎ 霙煮酱汁

萝卜泥［粗研磨］200g；海带［切成 3cm 的块］1 片；
味啉 2 小勺；酒、酱油各 4 小勺；盐少许；醋 1 小勺

做法

1. 制作霙煮酱汁。锅中倒入海带汤汁［$\frac{2}{3}$ 杯泡有海带的水］、
味啉、酒、酱油、盐、醋，煮开，取出海带。放入萝
卜泥，再次煮开后，关火。

2. 青花鱼切成 2 等分，鱼身上均匀地涂抹上适量的盐，
放入烤箱烤熟。

3. 将霙煮酱汁与烤好的青花鱼放入平底锅，稍微煮一
下。按个人喜好，也可将切碎的萝卜叶过一下水之后
加入霙煮酱汁里。

COLD

水菜莲藕拌豆腐渣

需要用整整一把的水菜

做成营养丰富的凉拌豆腐渣

材料［4 人份］

莲藕［切成 1mm 厚的半月形］80g

胡萝卜［切成 1mm 厚的半月形］40g

水菜 1 把

魔芋丝 50g

豆腐渣 200g

橄榄油

◎ 调味汤汁

高汤［用海带与鲣鱼花熬制而成］1 杯；酒 1$\frac{1}{3}$ 大勺；味啉、
酱油各 2$\frac{2}{3}$ 大勺；本和香糖 1 大勺；生姜泥 1 小勺

做法

1. 制作调味汤汁。锅中放入制作调味汤汁的材料，煮开。

2. 魔芋丝切成 4cm 左右的段，煮好滤干。

3. 锅中放 1 大勺橄榄油，放入莲藕、胡萝卜、魔芋丝煎
炒。再加入豆腐渣，快速煎炒之后，放调味汤汁，煮
开后放置冷却。

4. 水菜用浓度为 2% 的热盐水焯一下，用力拧干水分，
茎部横切成段，叶片部分切成 2cm 长。放入 3 之中，

拌好即可。

* 选择好吃的豆腐渣也是非常关键的。

COLD

芝麻醋拌山药

山药的火候要煎得恰到好处

加上黑醋酱汁与芝麻风味更加醇厚

材料［4 人份］

山药 300g

柿子椒［黄］$\frac{1}{3}$ 个

小松菜 $\frac{1}{2}$ 把

白芝麻［磨粉］1 大勺

芝麻油

◎ 玄米黑醋汁

玄米黑醋 2$\frac{1}{3}$ 大勺；水 2 大勺；味啉 2 大勺；酱油 2 小
勺；本和香糖 $\frac{2}{3}$ 大勺

做法

1. 制作玄米黑醋汁。将玄米黑醋汁的材料用锅煮开之
后，关火冷却。

2. 山药切成 1cm 厚的半月形。拌入 1 大勺的芝麻油，用
平底锅煎炒之后，冷却。

3. 柿子椒去籽，纵向切成 1cm 宽、3cm 长的条状。用
浓度 1% 的盐水焯一下，放置于冷水中冷却后，滤干
水分。小松菜用浓度 2% 的盐水焯好，放入冷水中冷
却之后，用力拧干水分，并切成 3cm 长短。

4. 将 2、3 的蔬菜放在盆子中，拌入白芝麻粉，加入 1
的玄米黑醋汁，拌好。放置 5 分钟，让菜入味，然后
装盘。

* 山药、芝麻粉只与玄米黑醋汁拌匀的话也非常美味。

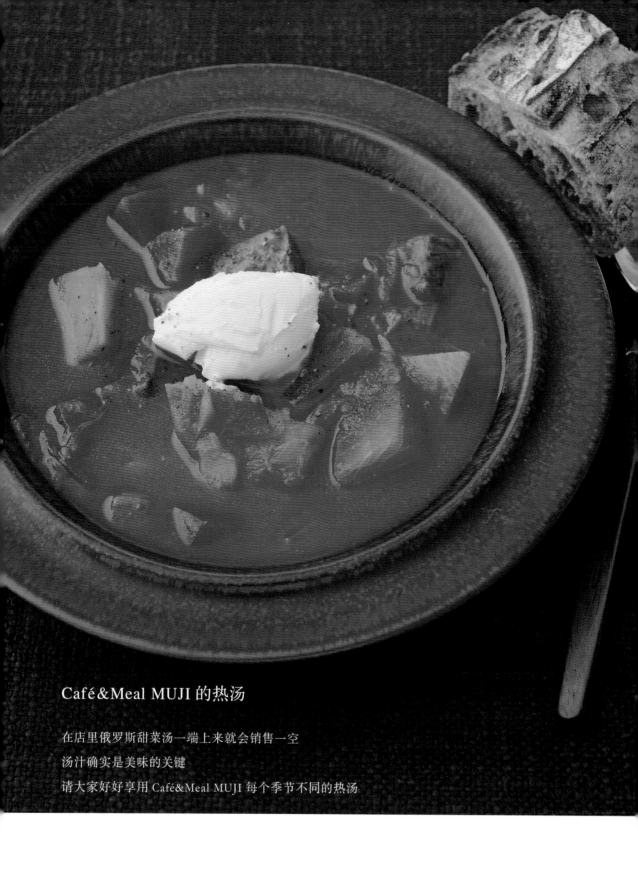

Café&Meal MUJI 的热汤

在店里俄罗斯甜菜汤一端上来就会销售一空

汤汁确实是美味的关键

请大家好好享用 Café&Meal MUJI 每个季节不同的热汤

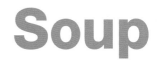

俄罗斯甜菜汤

只要有新鲜的甜菜就可以做这道汤品
红汤能给身体带来由内而外的温暖

材料［4 人份］［炖煮的时间大约 20 分钟］
牛肉［大块的和牛后腿肉、五花肉或者牛排均可］150g
洋葱［大］$\frac{1}{2}$ 个
胡萝卜 $\frac{1}{2}$ 根
西芹 $\frac{1}{3}$ 根
萝卜 4cm 长
大土豆 2 个
甜菜［烘烤过的甜菜］100g
番茄 100g
鸡汤［做法见 P.64］2 $\frac{1}{2}$ 杯
无盐黄油 1 大勺
浓缩小牛高汤［贩卖品］4 大勺
番茄酱 2 大勺
月桂叶 1 片
盐；黑胡椒；橄榄油

做法

1. 将牛肉两面用 1.2g 的盐［肉分量的 0.8% 左右］涂抹均匀，放置 20 分钟［比马上就煎的更加美味］。平底锅中放少量橄榄油，加热，放入牛肉，两面都煎一下。等余热散尽，切成 1.5cm 的块，将煎牛肉的汤汁留着备用。

2. 洋葱切薄片，将西芹、甜菜、番茄切成 1cm 大小的块，用滚刀法将胡萝卜、萝卜切成 2cm 大小的大块，再用滚刀法将土豆切成 3cm 左右的大块。

3. 锅中放 1 大勺橄榄油，加热，放入洋葱炒至洋葱变软，加入胡萝卜、西芹，煎炒至香味出来了之后，放入萝卜，快速煎炒一下后，放入甜菜、番茄。等番茄煮烂，再放入土豆炖煮。

4. 倒入鸡汤、2 $\frac{1}{2}$ 杯的水，加月桂叶、盐 $\frac{1}{2}$ 小勺，煮开后，调成小火。炖煮 10 分钟之后，放入 1 的肉与煎牛肉的汤汁。

5. 继续炖煮 10 分钟，至土豆可以让竹签轻松穿透为止。

6. 将黄油、浓缩小牛高汤、番茄酱放入小锅中，用极小的火炖煮 1 分钟左右［贩卖品的浓缩小牛高汤会让汤汁变得更加醇厚，番茄酱的甜味也会被充分调出］。

7. 再将 6 加入 5 中，稍微煮一下。尝下味道，用盐来调节咸度［如果可以的话，等它冷却了之后再加热一次，会让整体的味道融合充分，就更加美味了］。装盘，按个人喜好，可以放一点酸味奶油做装饰，再撒上适量的黑胡椒。

* 用日本和牛可以在短时间内做好这道菜。

* 鸡汤可以用水煮的清淡口味汤汁或者鸡汁汤宝代替。

* 甜菜直接切好放入亦可，不过，将甜菜切成四等分，再用锡箔纸包好，放入 180℃ 的烤箱中烤至竹签可以轻松穿透［切得小的话烘烤时间可以短一点］，可以让甜菜的风味得到更充分的发挥。烘烤之后的甜菜，做成沙拉也非常美味。

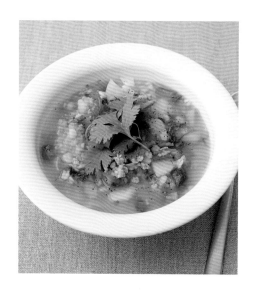

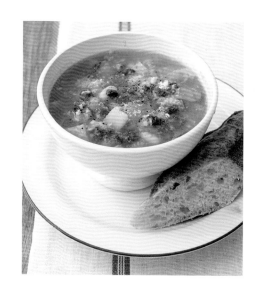

春季热汤

春季香菜时蔬汤

材料［4 人份］［炖煮时间约 18 分钟］

鸡肉糜 80g

中号洋葱［切薄片］$\frac{1}{2}$ 个

新土豆 2 个［约 150g］

豆荚 80g

豌豆 20g

绿芦笋 $\frac{1}{2}$ 捆

大蒜［蒜蓉］1 瓣

麦片 2 大勺

香菜 1 棵［近 40g］

海带汤汁［P.64］3 杯

盐；黑胡椒；橄榄油

做法

1. 将 1 大勺的橄榄油、大蒜、洋葱放入锅中煎炒，确保不要炒焦。等洋葱炒软了之后，加鸡肉糜。鸡肉糜炒熟之后，放入麦片，快速煎炒一下，浇入海带汤汁。煮开一下之后，捞掉浮沫，用小火炖煮 8 分钟左右。

2. 新土豆去皮，纵向切成一半，再切成 5mm 厚的薄片。在水中浸泡之后，滤干，放入 1 中，煮开后，小火炖煮 5 分钟。

3. 豆荚去筋，切成 3 等分，剥出豌豆的豆子。芦笋根部较硬的部分切掉，再切成宽 1cm 的小段。放入 2 中，煮 5 分钟左右。

4. 加入 $\frac{1}{2}$ 小勺的盐。香菜茎部横向切段，叶片部分切成 1cm 左右的片，然后，多放一些到 2 中［留一小部分用于装饰］。

5. 装盘，点缀上香菜，撒上少许胡椒。可按个人喜好，浇上 1 小勺的鱼露。

夏季热汤

夏季番茄时蔬汤

材料［4 人份］［炖煮时间约 15 分钟］

培根［切成 1cm 方块］2 片

鸡肉糜 50g

洋葱、土豆各 100g

胡萝卜、西芹、大葱［葱白］、西葫芦、卷心菜、南瓜各 50g

番茄［切成 1cm 方块］150g

白扁豆［预先焯好］、四季豆［切成 1cm 长］各 50g

番茄酱 $\frac{1}{2}$ 大勺

海带汤汁［做法见 P.64］5 杯

盐；黑胡椒；橄榄油

◎ 罗勒酱的材料与做法

　将 $\frac{1}{2}$ 包的新鲜罗勒与 $\frac{1}{2}$ 瓣的大蒜放入蒜臼捣成泥，放入 1 大勺的意大利干酪、1 大勺的橄榄油，搅拌均匀。

做法

1. 洋葱切成 1cm 大小的方块，胡萝卜切成 1cm 见方的条状，再切成 5mm 厚的正方形薄片，西芹、大葱切成 1cm 长短，西葫芦纵向切成 4 等分，再切成 5mm 厚的薄片。

2. 锅中放 2 大勺橄榄油，放入培根、鸡肉糜煎炒一下。等鸡肉糜炒熟，加入洋葱、胡萝卜、西芹、$\frac{1}{2}$ 小勺的盐，小火煎炒，变软之后，再放入大葱、西葫芦、番茄、番茄酱，小火煎炒。

3. 等番茄煮烂了之后，放入切成 1cm 大小的土豆，快速煎炒一下，再将海带汤汁倒入。煮开之后，捞去浮沫，加入切成 1cm 大小的卷心菜、南瓜、白扁豆。再次煮开以后，小火慢炖 10 分钟左右。

4. 放入四季豆，再炖煮 5 分钟。尝下味道，如果咸味不够，加盐调味。

5. 装盘，浇上罗勒酱，撒上适量的黑胡椒。

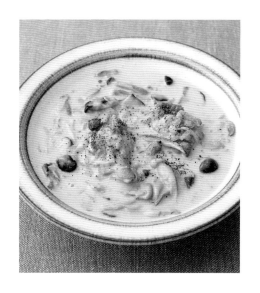

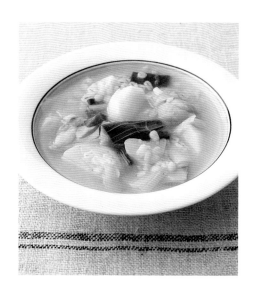

秋季热汤
蘑菇鸡汤

材料 ［4 人份］［炖煮时间约 20 分钟］

鸡腿肉［切块］150g

洋葱［切碎］100g

蘑菇、舞茸、蟹味菇、金针菇［分别将根部去掉后切薄片］
各 50g

大蒜［蒜蓉］2 瓣；月桂叶 1 片

无盐黄油 2 小勺；蛋黄 1 个

鲜奶油 100ml

白葡萄酒 50ml

海带汤汁［做法见 P.64］2 $\frac{1}{2}$ 杯

盐；白胡椒；橄榄油

做法

1. 将鸡肉两面都均匀撒上一层薄薄的盐，再撒上胡椒
   ［盐的分量近 $\frac{1}{3}$ 小勺］。

2. 平底锅中放黄油、橄榄油各 $\frac{1}{2}$ 小勺，将 1 放入锅中煎
   炒。炒至鸡皮变成黄褐色后，取出。

3. 将剩下的黄油、1 $\frac{1}{2}$ 小勺的橄榄油、大蒜放入锅中，
   炒至大蒜呈黄褐色。放入洋葱、月桂叶，小火煎炒至
   洋葱变得通透，再将菌菇类放入锅中煎炒。等到香气
   出来、菌菇类变软了，稍微加大火候，将剩余的水分
   烧干。

4. 将鸡肉回锅，放入白葡萄酒，加热让酒精挥发。倒入
   海带汤汁，加 $\frac{1}{2}$ 小勺盐，煮开之后，捞去浮沫。调为
   小火，盖上锅盖煮 20 分钟左右［锅盖稍微移开 5mm 左
   右，让蒸汽得以发散］。

5. 将蛋黄与鲜奶油放入盆中，用力反复搅拌。加入 4 的
   汤汁 50ml，搅拌至充分溶解，倒回锅里。

6. 尝味道，咸味不够的话，加盐调味。最后装盘、撒上
   适量的白胡椒。

冬季热汤
下仁田葱芜菁鸡汤

材料 ［4 人份］［炖煮时间约 20 分钟］

鸡腿肉［带骨，切成大块］150g

下仁田葱 1 根

芜菁［中］2 个

生姜［切成 2mm 厚的薄片］1 片

月桂叶 1 片

麦片 2 大勺

海带汤汁［做法见 P.64］4 杯

盐；黑胡椒

做法

1. 鸡肉放入热水中快速地焯一下。将生姜、海带汤汁一
   起放入锅中，开火加热，烧开之后，捞去浮沫，加入
   月桂叶与麦片，小火煮 5 分钟。

2. 将下仁田葱清洗干净，葱白部分纵向对半切开，再切
   成 3cm 长的段。绿色部分切成 3cm 长，一起加入 1 中，
   煮开之后，炖煮 5 分钟。

3. 芜菁去皮，切成 2cm 厚的弓形，加入 2 中，煮开之后
   炖煮 5 分钟。

4. 加入 $\frac{2}{3}$ 小勺的盐，调成文火，煮 10 分钟。等芜菁与大
   葱变软之后，尝味道并用盐调味。

5. 装盘，撒上少许黑胡椒。

至关重要的高汤

基本鸡汁原汤

不仅可以用来做汤，用来做鸡汁火锅味道也非常美味，值得推荐。

也可以作为炖菜和炒菜等料理的高汤。可以冷冻保存。

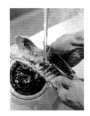 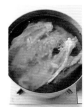 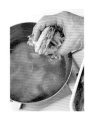

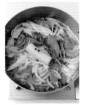 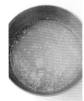

材料 [4人份]

鸡骨架 [带头的土鸡] 3 只 [约 1050g，1 只 350g 左右]

洋葱、胡萝卜各 150g

大葱 [葱白] 2 根；盐

◎ 香料包

西芹 [有的话，在西芹上插入丁香] $\frac{1}{4}$ 根；百里香 [新鲜]
2 棵；月桂叶 1 片 [如有欧芹的话，可以放一根欧芹的茎]

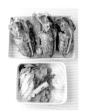

做法

1. 用流水将鸡骨架的内脏与血水清洗干净，放在大锅中，加水到盖过鸡骨架为止，开火加热。炖煮的同时，将浮沫捞去，煮开之后，装在漏筐里，用温水清洗干净 [为了去除多余的油脂与异味，焯水之后将水倒出]。

2. 将鸡骨架剁成适当大小放入锅中 [关节处往反方向折就可以轻松折断。折断时候，注意不要受伤]，倒入 3L 的水，开火加热，煮开后，调到小火，反复将浮上来的浮沫捞掉 [将鸡骨架折断分成小块的话，就不必使用大锅，熬煮的时间也可以缩短]。30 分钟后，放入切成片的蔬菜、香料包、$\frac{1}{2}$ 小勺的盐，文火熬煮 90 分钟，熬煮的同时要反复将浮沫捞掉 [蔬菜类会浮在汤汁的上方，起到覆盖的作用，所以不必搅拌]。

3. 用尽可能细密的漏筐过滤之后，倒回锅中，煮开，将浮沫捞掉，再用漏筐过滤一遍 [保存的话，用冰水快速冷却，装入保鲜袋中，放冰箱冷藏 2～3 日，冷冻的话，可以保存 1 个月左右]。

万能海带汤汁

西式羹汤也可以用海带汤汁作底汤，口味会更加醇厚。羹汤的材料中加上鸡肉，那就是专业级的味道了。

材料 [4人份]

海带约 20cm 长

做法

将海带快速擦拭之后放入锅中，加 1000ml 水，放置一个晚上。加热之后，在快要煮开之前将海带取出。

 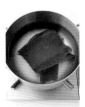

进一步了解
关于 Café&Meal MUJI 的点滴

要闻

中国内地首家 Café&Meal MUJI

2014年12月12日，Café&Meal MUJI餐厅在MUJI成都
远洋太古里世界旗舰店中同期开业。

该店是MUJI在中国内地的首家餐厅，秉承Café&Meal
MUJI一贯的理念——素之食最美味，充分利用当地各
种食材，烹调出独具無印良品特色的餐点，使之符合
当地以及更多地区顾客的口味。

相信"素之食"的理念一定会在中国得到更广泛的传
播，被更多顾客所接受喜爱。

菜肴与甜点的
人气排行榜

Café&Meal MUJI 的魅力在于对应不同季节提供丰富多彩的菜品
特此介绍极具人气的热菜、冷菜和甜品

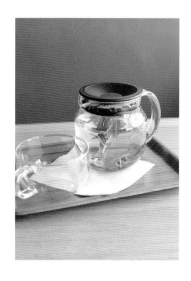

热菜

✳ **1**

甜辣沙拉酱香酥鸡块

香炸鸡胸肉肉裹上甜辣酱与沙拉
酱味道绝妙。［280 日元］

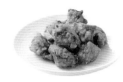

✳ **2**

焗烤咖喱高野豆腐

健康且营养价值高的高野豆腐与
咖喱一起熬煮后加入奶酪焗烤而
成。［280 日元］

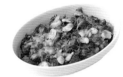

✳ **3**

牛蒡鸡肉汉堡

牛蒡的香味与鸡肉糜相得益彰。
汉堡肉质松软，口感温和。［280
日元］

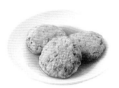

✳ **4**

茶美猪肉炖番茄蚕豆

将香甜可口的茶美猪肋条，煮到
酥软得用筷子就能夹断。［280 日
元］

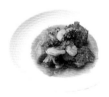

✳ **5**

黑橄榄烤沙丁鱼

将沙丁鱼剖开烤制，然后撒上黑
橄榄做成的酱汁。［280 日元］

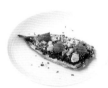

冷菜

✳ 1
蜜郎甜薯

使用德岛县产的蜜郎甘薯做成的甜薯。完全没有使用砂糖。[240日元]

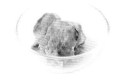

✳ 2
根菜凯撒沙拉

大量使用牛蒡、莲藕等根菜，并且巧妙利用了凤尾鱼鲜味的凯撒沙拉。[240日元]

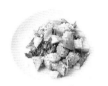

✳ 3
藜麦杂粮沙拉

南美藜麦及5种杂粮，还有10种蔬菜，加上油醋汁的丰富沙拉。[240日元]

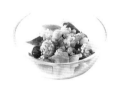

✳ 4
柚子酱卷心菜鸡胸肉沙拉

用清爽的柚子酱搭配卷心菜有特别的口感。[240日元]

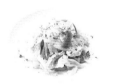

✳ 5
微辣味噌拌芋头莲藕

将芋头、莲藕等根菜与加入豆瓣酱的微辣味噌拌在一起。[240日元]

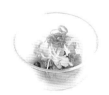

✳ 6
江沪菜羊栖菜沙拉

拥有爽脆口感的江沪菜[小松菜的改良品种]与羊栖菜配在一起的日式沙拉。[240日元]

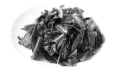

✳ 7
燕麦片金平[日式家常菜]

富含食物纤维的燕麦片与根菜一起做成的金平。[240日元]

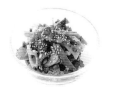

甜品

✳ 1
烤布丁

使用了本和香糖呈现出温和的甜味。表面烤得硬一些，有着让人怀念的风味。[380日元]

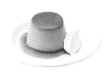

✳ 2
Café MUJI 软冰淇淋

使用森林牧场的泽西牛奶与本和香糖，绵密浓香的软冰淇淋。[380日元]

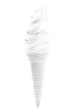

✳ 3
本和香糖芝士蛋糕

与乳制品非常搭的本和香糖，它的独特甜味造就了这款简单却醇厚的芝士蛋糕。[400日元]

✳ 4
本和香糖蜜豆芭菲

极具人气的软冰淇淋与红豆、琼脂搭配而成的日式甜点。[450日元]

✳ 5
时令水果挞

春天用[大长柠檬]、夏天用[桃子]等，大量使用时令水果做成的水果挞。[480日元]

✳ 6
焙茶布丁

用焙茶煮出具有丰富香气的布丁。茶叶也可用来制作小饼干。[380日元]

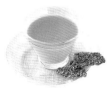

✳ 7
巧克力蛋糕

[使用公平交易巧克力]

使用 People Tree 不含乳化剂的巧克力，呈现简单的美味[500日元]

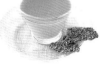

店内消费流程

一进到店内，就能感受到 Café＆Meal MUJI 的香气四溢，先挑好座位，再去柜台点菜吧！

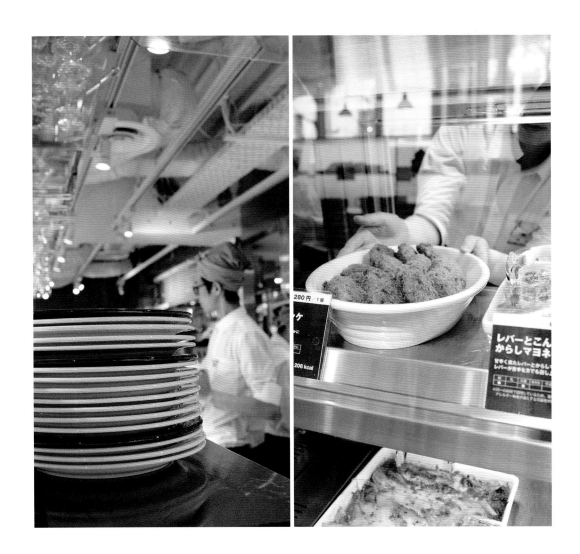

首先挑选座位吧！

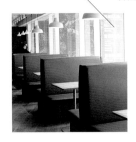

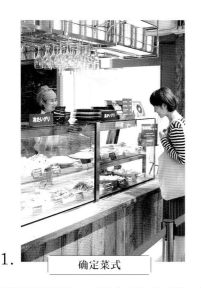

1.

确定菜式

从橱柜里整排的菜式中挑选自己想吃的菜肴。每天推荐的菜品是超值的"自选菜式"。挑选 1~2 道热菜，2~3 道冷菜，再配上米饭或者面包。通过不同的组合，取用丰富的蔬菜。

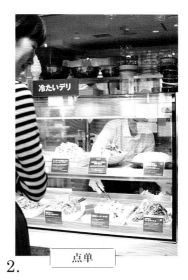

2.

点单

确定了自己想要的菜单，告诉工作人员。"自选菜式"套餐只需再加 100 日元就能将白米饭更换成十谷米饭，或者追加 150 日元可搭配味噌汤或套餐饮料。当然也可以只点单品或者打包带走。

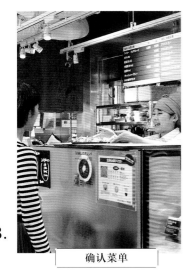

3.

确认菜单

店员会在柜台内将您挑选的菜式精心摆盘盛装，确认菜品式无误后，便可结账。

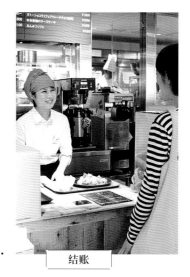

4.

结账

在收银台结账，拿好自己的餐盘到之前选好的位置就可以开动啦。

关于食材

Café＆Meal MUJI 所使用的食材是经过主厨精挑细选的佳品
每种食材的所属农家会告知这些食材是怎样生产种植出来的

茶美猪

鹿儿岛是日本排名第二的茶叶生产地，给茶美猪的饲料中就加入了茶叶成分中的茶多酚和当地特产的甘薯。没有一般的肉腥味却带着甜味的茶美猪肉，与蔬菜特别搭，Café＆Meal MUJI 的"茶美猪肉炖番茄蚕豆"等菜式便使用了茶美猪肉。在饲养中心，饲养员在进入猪圈前必须进行全身冲洗并换衣服，带进去的东西必须经过杀菌库杀菌，保证外部或人类的细菌病原不传染给动物。正是通过这样细心的饲养和加工，我们方能享用到健康美味的猪肉。

土佐文旦

高知县土佐市培育开发的文旦，有着西柚般的清香，吃起来爽口多汁。文旦种植于排水良好的斜坡上，收获以后要经过被称作"野围"的催熟工程，这是它的一大特征。在12月赶在霜降前摘收下来的文旦，放在围成一圈的地里，铺上稻草放置1~2个月。刚收割下来的文旦会因为太酸而无法食用，经过这个过程后甜味增加，果肉也变得柔软。在 Café＆Meal MUJI，土佐文旦不仅在甜品中使用，在"土佐文旦萝卜沙拉"等菜式中也会用到。

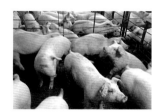

小猪生下后3个星期左右就要从"分娩棚"转移到"小猪棚"进行断奶，再过8个星期左右便要转移至肥育农场。在那里经过约3个半月的时间，将体型养大。

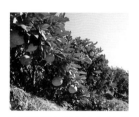

在倾斜度很大的斜坡上连直立都有些困难，却要进行除杂草、授粉、收割等工作。

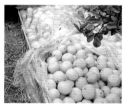

被称为"野围"的催熟过程是为了保护收割后的土佐文旦，使其保持一定的温度，不受外界寒气影响。

黄金生姜

在 Café＆Meal MUJI 人气极高的"生姜清凉饮料"、"热生姜饮料"等所用的就是高知县产的"黄金生姜"。生姜除了能够温暖身体、提高免疫力以外，还有解毒、抗菌等作用，被认为是生命力很强的作物。其实生姜极为敏感，没有洁净的水源培育马上会生病害。因此，培育黄金生姜的坂田信夫商店在农田旁特别挖了口井，利用地下水进行培植。4月份开始栽植，夏天为了防止海风和台风的灾害，必须每天好好看护。到了10月末的时候，小心观察气候和土壤的情况，进行收割。

森林牧场 泽西牛奶

"Café MUJI 软冰淇淋"所使用的正是栃木县的森林牧场的泽西牛奶，它保留了浓厚的乳味，因为是用低温杀菌进行处理，所以喝完还会留有淡淡的余味。由于修剪等工作难以开展而渐渐失去作用的森林，却成了泽西牛的放牧场地，它们可以在这里吃杂草，反而成为让森林再生的尝试。受到东日本大地震的影响，放牧曾一度中止，直到除菌工作完成后，才再次在这里放牛。

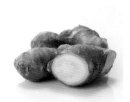

小小的果实，磨成碎末时的鲜黄色以及较强的辣味成分是黄金生姜的特点。

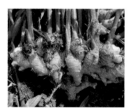

收割时的大小有5kg左右。从土里挖出来后，根茎部分会马上变成漂亮的粉红色。

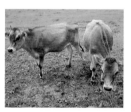

与荷兰乳牛相比，泽西牛的体型整整小了一圈，它们是只吃草长大的。

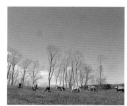

每天早晨、傍晚定时放牧后，回来便给牛挤奶。

圆片竹笋

竹笋本来应该是在芽刚冒出来一点点的时候就挖出来，因为它生长得很快，在它的生长期有时候多得都挖不完。长到3m的竹笋还是很柔软，水煮加工即可。有节的地方则切成方便食用的薄厚大小，Café&Meal MUJI 所使用的正是这样的圆片竹笋。在竹林里，需要将老竹切除、保留一部分的成年竹，还要进行施肥等悉心照料。乍看似乎是自然长成的竹林，其实若没有这些细心看护，长出来的竹笋风味可是有很大区别的。

本地产牛奶

类似牛奶这种生鲜食品，最好跟蔬菜一样，使用出自本地的产品。在 Café&Meal MUJI 东京都内及横滨的店铺，采用的是来自东京都多摩地区生长的牛所产的"东京牛奶"，关西店铺则采用"京都的美味牛奶"，博多店则使用"大阿苏牛奶"，全都采用当地产的牛奶。探访到的奶农并不像传统那样，经过乳业制造厂将牛奶进行调配，而是将本地产的牛奶商品化，自己生产的牛奶被销往哪里都一清二楚，并且他们认为这样能够直接接触到消费者，因此非常开心。

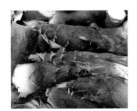

在高知包装株式会社宫田先生的竹林中挖出的竹笋。

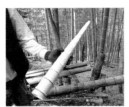

节的上半部分比较柔软，下半部分则比较硬，能吃的只有节与节之间的部分。

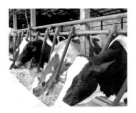

东京都八王子市的矶沼牧场的牛棚。即使是同一头牛，也会因为当日的身体状况导致产奶量和牛奶成分有所变化。

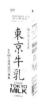

东京都内以及横滨的各个店铺在饮料中所使用的都是"东京牛奶"。

北海道小麦

Café&Meal MUJI 部分店铺贩售的"北海道梦想调制面包"，正如其名使用的是北海道产的小麦。原本日本国内生产的小麦所含蛋白质大多为中等程度，多被用来制作面食，而近年来开发的小麦品种，能做成强力粉制作具有弹性的面包，这种小麦在北海道被广泛种植。"十胜梦想调制粉"是 Agrisystem 株式会社生产的面包专用面粉，将"北方的麦浪"、"梦想的力量"、"北方的芳香"这三种小麦粉混合在一起。"北方的芳香"具有明显的小麦香气，加入其中，使烤好的面包散发浓浓的香味。

高知县柚子

Café&Meal MUJI 提供的柚子果汁，清新甘甜，而独特的微苦口感也让人喝了上瘾，这是高知县东部山区里北川村摘取的柚子榨出来的。大多数产地，柚子会通过接枝技术，缩短结出果实所需的年数，而北川村的柚子树则多是从种子发芽开始，慢慢生长的。有些树结出果实甚至需要15年的时间，所以柚子的香味就更浓烈。柚子树上会有5cm左右的刺，如果果实被刺到，则很容易变质或者遭受病害，因此需要悉心照料培植。

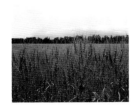

北海道的麦田就像是铺上了金黄色的绒毯一般。

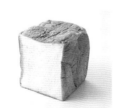

品尝"北海道梦想调制面包"能够尝到小麦原初的香味和甜味，是让人欲罢不能的美味。

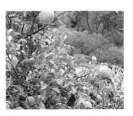

在 Café&Meal MUJI，无论是饮料还是甜品都大量使用了来自北川村的柚子果汁。

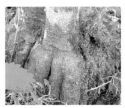

经过嫁接，树可以控制在一个较低的高度，这样一来授粉和采摘作业就相对容易一些。

绢皮茄子

种植于爱媛县西条市的绢皮茄子，有着像绢布一样光滑柔软的皮，即使生吃也没有土腥味，像青苹果一样脆爽。在这个地方，有着从石锤山流入地下的天然水，被称为"自流井的水"从地底涌出，绢皮茄子就是用这个水培育而成的。茄子的外皮极为细嫩，哪怕是暴雨、鸟或者虫的足迹都能对其造成伤害，因此要培育出漂亮的圆形大茄子，就必须依赖生产者的直觉和经验。每天早上都要确认土地的状况和生长状态，从而调整浇水量和太阳光照射的时间等。

蛇纹岩米

Café&Meal MUJI 每天做米饭用的米是兵库县北部养父市生产的蛇纹岩米。每一粒米都很大，饱满松软。一入口，就能感受到恰到好处的软糯和甘甜。蛇纹岩经过长年的风化、堆积而成的土壤含有丰富的镁、铁等矿物质，只有在这里培育的越光米被称为蛇纹岩米。四季温度差异大这一气候特点也使这里非常适合农业生产。每年到了播种和收稻的季节，Café&Meal MUJI 的厨师们也会参加劳动，与种植的农民们接触交流。

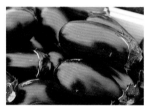

绢皮茄子长约 20cm，比普通茄子大 2~3 倍。蒂的部分有刺，因此在收获时必须小心谨慎，以防这些刺伤到茄子柔软的外皮。

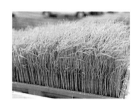

越光米的苗。在山谷之间、充沛的河水淌过这样的土地，每年 5 月下旬会进行播种。

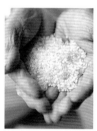

即使是在养父市也是要在非常稀有的蛇纹岩土壤中才能培育出的、非常珍贵的米。

大长柠檬

大长柠檬栽种于濑户内海的大崎下岛、上岛和丰岛的斜坡上。柠檬不耐寒，并且容易因风雨发生病害，因此是很难培育的水果。而濑户内海各个岛屿，整年气候稳定，降水量少且没有大风，非常适合柠檬的生长。另外，跟进口柠檬相比缩短了运输时间，并且能够在成熟前出货，具有养分和甜度都很高的特征。由于完全不使用防霉剂和防腐剂，这样新鲜的柠檬可以完完全全连皮一起安心食用。可以通过 Café&Meal MUJI 的"广岛柠檬特饮"品尝到这种柠檬的风味。

琉球红茶

初尝斯里兰卡红茶的美味就像是突然悟道一样备受启发。冲绳茶厂的内田智子小姐在冲绳本岛的中央位置金武町种植琉球红茶，这里有着和斯里兰卡一样宽广的红土地。一年到头气温高、日照时间长的冲绳，能够培育富含单宁的茶叶，而这正是缔造美味红茶的关键。当新芽因单宁而变成赤茶色时，便手工摘取，次日再细心揉搓，最后经过发酵和干燥作业，红茶就制成了。在 Café&Meal MUJI，"琉球红茶伯爵茶"、混合了 5 种香料的"琉球印度风奶茶"与甜点很搭配，非常受欢迎。

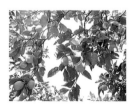

大长柠檬黄灿灿的色泽和清爽的香气遍布整个田园。

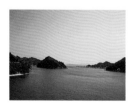

濑户内海诸岛一年四季气候稳定，柠檬树就种植在排水良好的斜坡上。

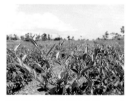

弱酸性的红土地以及北纬 26° 地带是最适合茶叶栽培的。

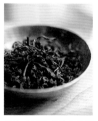

现在已经跃升成为世界认可的品牌。

关于调味料

Café&Meal MUJI 的调味料同样经过精挑细选
特此介绍丰饶的大自然与仔细认真工作的职人们共同孕育的绝品

本和香糖

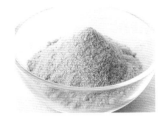

除了人气单品"烤布丁"，Café&Meal MUJI 的甜品和菜肴中已被娴熟运用的本和香糖究竟与普通砂糖有什么区别呢？家里普遍使用的上白糖或者细砂糖、三温糖等都属于精制糖，即将杂质彻底去除，经过结晶化制作而成的。相对的，本和香糖则是将原料糖溶化后通过特殊的滤网，将其浓缩成粉状的"含蜜糖"。利用这个方法制作的糖，矿物质成分未遭损坏，浓厚丰富的味道以及柔和的甜味成为其主要特征。原料则是冲绳产的砂糖黍，冲绳土壤属于石灰质，因此含有较高的钙，能够制成风味上佳的砂糖。

【本和香糖［含蜜糖］的制作方法】
将冲绳产的原料糖全部溶化，用特殊滤网滤过后，去除大颗粒的杂质。分几次滤过滤网后，将糖液浓缩，待其冷却后，制成粉状。糖的颗粒与精制糖不同，大小不一。

【精制糖的制作方法】
将世界各地生产的原料糖制成无色透明的糖。用多种方法将原料糖彻底净净、过滤，将杂质与气味完全去除。将糖液煮得浓缩，加入粉状砂糖进行搅拌使其结晶。用分离器将蜜成分去除便完成制作。三温糖的茶色并非矿物质成分导致，而是在加热过程中焦糖化导致的颜色变化。

机有酱油

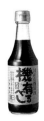

位于兵库县养父市有家小小的酱油厂，厂主坚持传统的天然酿造法，花费 2 年以上的时间和人工造就优质酱油。原料只是日本产有机大豆、小麦和盐。慢慢地进行发酵、熟成的酱油，有着柔和醇厚的风味，能够使菜肴愈加美味。酱油的制作首先要制作曲，使其发酵、熟成，然后榨油，虽然过程简单，但是要制造一个让酵母充分发挥作用的环境，就必须要有坚守的毅力和忍耐力。"所有生命若失去'机'便将不复存在"是"有机"一词的语源，而酿造本身就是众多微生物活动的过程，厂主希望能够将这一点铭记于心，于是才有了"机有酱油"这个名称。

【天然酿造酱油的制作】
首先在曲室制作曲。将大豆蒸熟，小麦炒开，与曲菌混合放置 1 天。不定时地将其搅拌、冷却，第三天酱油曲便制作完成。

在天然酿造室进行发酵、熟成。在曲菌易于发酵的杉木桶中，放入酱油曲和盐水。最初的一周需要每天慢慢搅拌之，之后便不定时进行搅拌，让空气进入活化酵母。需要一年以上的时间让其发酵、熟成，直到它变成赤褐色的黏稠液体，这就是酱醪。

在压榨室，将酱醪长时间反复榨汁后，得到的液体就是生酱油。经过加热、调整色、香、味之后就可以出品了。

哈瓦那辣椒酱

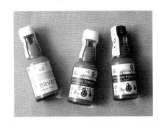

在 Café&Meal MUJI 使用的哈瓦那辣椒酱"Mellow Habanero"是由兵库县丹波篠山的 ta-nm 农场栽种、收割并加工独立完成的。完全不使用农药并精心培育的哈瓦那辣椒，有着鲜花的芳香和强烈的辣度，而余韵却有着水果般的甘甜与辣味，令人回味。其他的原料有大蒜、醋、盐等都采用无农药种植或者日本产的调料。哈瓦那辣椒产自温暖地带，因此 4 月份播种后，需要在土壤下面铺上电热毯，夜里能够始终保持相同温度。5 月中旬开始长苗后，便移植到田里。7 月中旬将杂草清除后，为了使哈瓦那辣椒的味道更为浓厚，一点水都不用浇。到了 9~11 月份，绿色的果实慢慢成熟，变成鲜艳的橘黄色时便可以摘收了。当天就要用食品处理机切碎，冷冻保存后再加工成美味的辣椒酱。

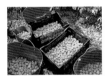

上 /9~11 月，农户全家一起摘收辣椒。一天要摘 20kg 左右。然后再进行加工，处理成辣椒酱。
下 /8 月中旬左右，绿色的果实就逐渐开始成熟，变为鲜艳的橘黄色。据说收割时间不同，味道也会有所不同。

关于签约农家

为各式料理增光添彩的是农户们精心培育的当季蔬菜
拜访长野县和横滨的签约农户，向他们询问美味的由来

长野的签约农家

位于长野县佐久市的蔬菜森林［石川自然农园］，地处海拔1000m的高冷地，昼夜温差大，日照时间长，因此能够培植含糖度较高的蔬菜。栽种过程完全不使用农药，而使用有机肥料及矿物质原料［天然矿石或牡蛎壳］。为了让植物的根能够充分生长，农户用心培育。就肥料而言，氮素和矿物质的平衡比例至关重要，好的肥料能够让作物抵抗病虫害能力更强。

佐久穗町懒汉农场的荻原先生同样进行有机栽培。用分析仪器和电脑测量土壤的矿物质含量、酸度、等等，在这个基础上，补充缺乏的营养。当作物发芽长苗后，再观察树木和叶子的生长状态进行判断，再次补充不足的营养成分。调整土壤的矿物质成分时，不仅要考虑当年的情况，第二年的情况也要一并综合考虑。气候、温度变化情况也会影响农作物的生长状态。如果失败的话也会总结原因，重新分析土壤成分，并将信息与其他农家分享，为了栽种出更美味的蔬菜他们专心劳作。

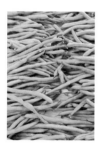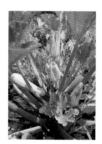

左／四季豆虽然长得比较小，却很受欢迎，石川先生特别等它长得大一些才进行采摘，这些四季豆有嚼劲，并且味道醇厚。
右／西葫芦的花授粉后会在很短时间内长大，4天左右就能收割了。

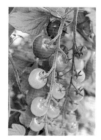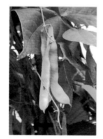

左／整齐排列的樱桃番茄已经结果了。
右／肉质厚实丰满的摩洛哥扁豆。

横滨的签约农家

Café&Meal MUJI 横滨 BAY QUARTER 店铺，特别设了［滨的蔬菜屋］专门贩售横滨市内农户种植的蔬菜。缤纷多彩的胡萝卜、小番茄、卷心菜、香菇、等等，品种丰富。虽然横滨给大多数人的印象是一个海港，但其实市内7%的土地可以作为农田，从横滨车站开车约10分钟的地方有很多农家。在住宅区中间也会突然出现一小片田地，换个地方又能看到横滨港未来的地标塔。虽然并非都是广阔的农田，但是每个农户一年四个季节都辛勤劳作种植各种不同的蔬菜。

每个农户栽种的蔬菜种类和方法都不尽相同，要说到哪个更好，大家的共识是针对某个蔬菜品种找到最适合的栽种方式更为重要。另外，横滨的卷心菜产量可是位居全国市町村中的第十位。如果一个人每年消费3个卷心菜，就完全可以做到地产地消这一理念。

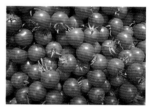

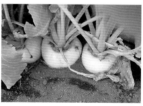

上／山本泰隆先生的田里种植的小番茄，晶莹发亮。
下／山本隆先生田里的芜菁。在播种的时候就注意隔开距离，因此即使不刻意区隔空间也能收获大颗的芜菁。

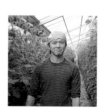

左：山本泰隆先生、右：山本隆先生

关于食器

在 Café&Meal MUJI，食器是原创的
好用而且色泽外形温润舒服，让菜肴更显美味

独创的食器是怎么做成的

1. 开始

之前，都是从無印良品的食器种类中选择适合每一道菜肴的器具，结果颜色与外形是各式各样的，所以无法将"素之食"的魅力最大限度地展现出来。为了让更多的客人能够在 Café&Meal MUJI 得到更加舒适愉快的服务，所以开始专门着手研发专用的食器。

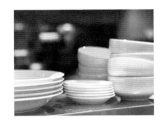

2. 主题

倾听了每天接待客人的店长与厨师们的意见，并到厨房的制作现场视察，Café&Meal MUJI 找到了两个主题：即作为"素之食"主要陪衬的好食器、便于工作人员使用的好食器。

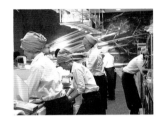

3. 试验

从古至今，食器的基本形状从来没有变过，对应各种用途始终保持着最基本的造型，那么，Café&Meal MUJI 的食器，应该是什么样子的呢？于是，先做试验品，在好好听取了大家的意见之后，才把食器的种类、用料、颜色、大小、细节等因素决定下来。

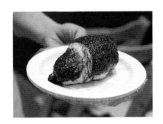

4. 完成

最终做好的一共有 13 种食器。这些食器稍微有种厚墩墩的感觉，给人一种安心感和亲切感。因为碟子特别容易碰坏，所以没有做得太过厚重，只将边缘一圈作成圆状。材料上则选择抗冲击强的不容易碎裂的瓷器。釉料则选用透明釉与饴釉，透明釉能充分发挥温润的白色陶土的色泽魅力，而饴釉则能让菜肴光彩夺目。饭碗与海碗选用的是隐隐透着青色的白瓷。

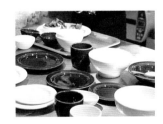

也可将满意的器具带回家

这些与店里的常备菜相搭配的食器，也非常适用于在家中盛装菜肴。自从第一次在 CELEO 八王子店进行销售之后，这些食器也一点一点地开始在全日本的 Café&Meal MUJI 店铺中贩卖。就连改装之后于 2013 年 11 月重新开业的涩谷西武店也已经开始贩卖了。

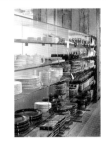

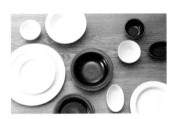

碟子［饴釉／白釉，约 27cm］	各 1200 日元
碟子［饴釉／白釉，约 21cm］	各 750 日元
碟子［饴釉／白釉，约 17.5cm］	各 700 日元
碟子［饴釉／白釉，约 14.5cm］	各 600 日元
汤盘［饴釉／白釉，约 18cm］	各 800 日元
大盘子［饴釉／白釉，L］	各 500 日元
大盘子［饴釉／白釉，S］	各 450 日元
椭圆形盘子［饴釉／白釉］	各 600 日元
杯子［饴釉／白釉］	各 750 日元
马克杯［饴釉／白釉］	各 800 日元
壶［饴釉／白釉］	各 2600 日元
饭碗［青白釉］	650 日元
海碗［青白釉］	1000 日元

* 食器的销售在不同的店铺会有所不同。请咨询您附近的 Café&Meal MUJI。

关于主厨与服务员

美味的菜肴与舒适的空间
是需要带着微笑工作的厨师与服务员来营造
他们都是怎么工作的呢？让我们一起来瞧一瞧

关于主厨

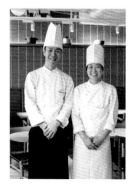

总主厨 松冈勇　涩谷西武店 加藤纯

从店内烹调到新产品的创新，主厨要涉及方方面面的工作，而其中最为重要的一项工作是味道鉴定。为了让顾客在任何一家 Café&Meal MUJI 店铺都能品尝到相同的味道，厨师们始终都在用自己的味觉来进行调控。

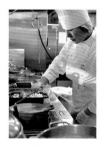
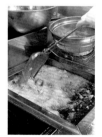

正在做的是"绿咖喱炖土豆鸡肉"。辛辣的香味让人食欲大振。

这是高人气的常备菜"甜辣沙拉酱香酥鸡块"。热腾腾的油锅将鸡肉炸得香脆诱人。

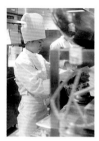
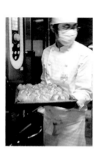

将放置在食品保存容器中的蔬菜移到盆子中。

套餐中供客人挑选的面包也是在店内现烤的。

关于服务员

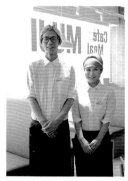

南青山店店长 中村英　涩谷西武店店长 熊谷知子

服务员的工作是在柜台前直接接待客人，准备好客人点的各种菜品以及给客人结账等。像关于推荐菜单的问题以及菜肴中所使用的食材等各种各样的问题，他们也必须要认真地做出回答。

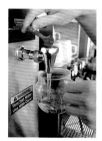
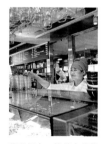

这是在冲泡新鲜香草茶。稍微放置一会儿，叶片的味道就可以充分发散出来，让茶的风味更加香醇美味。

整理柜台、擦拭食器等事务也是服务员的工作。

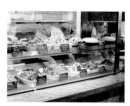
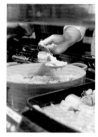

将做好的菜肴漂亮地装盘，摆放到展示柜中。

将客人点好的菜肴分装在碟子中。

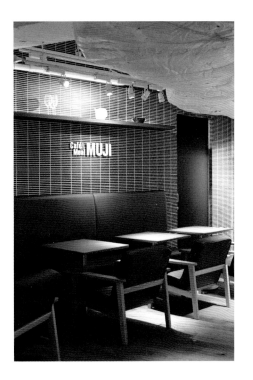

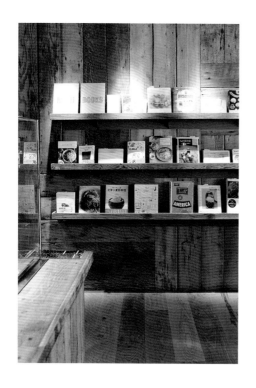

Café&Meal MUJI 店铺一览表

Meal MUJI 有乐町
东京都千代田区丸之内 3-8-3
Infos 有乐町 2F
03-5208-8241   10:00 ～ 21:00   无定休

Café&Meal MUJI 日比谷
东京都千代田区有乐町 1-2-1
东宝 Theatre_crea 大厦 2F
03-5501-1510   6:30 ～ 22:00   无休
因为是宾馆的附属店铺，因此根据具体情况会
出现让非住宿的客人等候的问题，敬请原谅。

Café&Meal MUJI 南青山
东京都港区南青山 5-11-9
03-5468-2368   周一 ～ 周六 8:00 ～ 22:00
周日 、节假日 11:00 ～ 21:00   无定休

Café&Meal MUJI 涩谷西武
东京都涩谷区宇田川町 21-1
西武涩谷店 2F
03-3770-1637   10:00 ～ 21:00   无定休

Café&Meal MUJI 新宿
东京都新宿区新宿 3-15-15
新宿 Piccadilly 地下 1 层
03-5367-2726   11:00 ～ 21:00   无定休

Café&Meal MUJI ATRE 巢鸭
东京都丰岛区巢鸭 1-16-8 ATRE 巢鸭 3F
03-3576-3212   周一 ～ 周五 10:00 ～ 22:00
周六 、日、节假日 10:00 ～ 21:00   无定休

Café&Meal MUJI 二子玉川
东京都世田谷区玉川 2-27-5 玉川高岛屋
SC Marronnier Court 3F
03-5797-0234   10:00 ～ 21:00   无定休

Café&Meal MUJI 丸井吉祥寺
东京都武藏野市吉祥寺南町 1-7-1
丸井吉祥寺店 7F
0422-72-8180   10:00 ～ 20:00   无定休

Café&Meal MUJI CELEO 八王子
东京都八王子市旭町 1-1
CELEO 八王子北馆 4F
042-620-0701   10:00 ～ 21:00   无定休

Café MUJI 京王圣迹樱丘
东京都多摩市关户 1-10-1
京王圣迹樱丘 SC A 馆 7F
042-357-8061   10:00 ～ 21:00   无定休

Café&Meal MUJI 横滨 BAY QUARTER
神奈川县横滨市神奈川区金港町 1-10
横滨 BAY QUARTER 3F
045-440-3310   11:00 ～ 21:00   无定休

Café&Meal MUJI 青叶台东急 Square
神奈川县横滨市青叶区青叶台 2-1-1
青叶台东急 SquareS-1 2F
045-988-1172   10:00 ～ 20:00   无定休

Café MUJI 上大冈京急
神奈川县横滨市港南区上大冈西 01-6-1
京急百货店 5F
045-840-0565   10:00 ～ 21:00   无定休

Café&Meal MUJI 京都
京都府京都市中京区河原町大道
蛸药师上奈良屋町 294 2F
075-256-8300   11:00 ～ 21:00   无定休

Café&Meal MUJI GRAND FRONT 大阪
大阪府大阪市北区大深町 3-1
GRAND FRONT 大阪商铺 & 餐厅北馆 4F
06-6359-2173   10:00 ～ 21:00   不定休

Café&Meal MUJI 难波
大阪府大阪市中央区难波千日前 12-22
难波中心大厦地下 2 层
06-6648-6472   周一 ～ 周五 11:00 ～ 22:00
周六 、日、节假日 10:00 ～ 22:00   无定休

Café&Meal MUJI 阿倍野 and
大阪府大阪市阿倍野区阿倍野筋 2-1-40
and 4F
06-6626-0121   11:00 ～ 21:00   无定休

Café&Meal MUJI 神户 BAL
兵库县神户市中央区三宫町 3-6-1 神户 BAL
地下 1 层
078-335-2675   11:00 ～ 20:00   无定休

Café MUJI CANAL CITY 博多
福冈县福冈市博多区住吉 1-2-1 CANAL CITY
博多 North 大厦 3F
092-263-6355   11:00 ～ 21:00   无定休

Café&Meal MUJI 利舞台［香港］
香港铜锣湾波斯富街 99 号利舞台 3 楼
+852 3971 3120   11:00 ～ 22:30   无定休

Café&Meal MUJI 成都远洋太古里［中国］
四川省成都市锦江区大慈寺路 19 号
无印良品成都远洋太古里 3F
+86 028-8676 5438 ·10:00 ～ 22:00   无定休

图书在版编目(CIP)数据

無印良品的四季食谱 / (日)無印良品著；袁璟，林叶译．
— 桂林：广西师范大学出版社，2014.12
书名原文：Café&Meal MUJI

ISBN 978-7-5495-6038-7

Ⅰ．①无… Ⅱ．①日…②袁…③林… Ⅲ．①食品营养－基本知识
Ⅳ．① R151.3

中国版本图书馆CIP数据核字(2014)第273062号

广西师范大学出版社出版发行

桂林市中华路22号　邮政编码：541001
网址：www.bbtpress.om

出　版　人：何林夏
出　品　人：刘瑞琳
责任编辑：王罕历　盖新亮
内文制作：韩　凝
料理制作：Café&Meal MUJI
设　　计：伊丹友广、新由纪子 [IT IS DESIGN]
摄　　影：广瀬贵子、山野浩司、安彦幸枝
造　　型：千叶美枝子

*部分文章是收集自双月刊生活类杂志giorni。

活动热线：010-64288001
官方微博：@广西师大出版社理想国
官方微信：理想国

全国新华书店经销
发行热线：010-64284815
北京荣宝燕泰印务有限公司

开本：787mm×1092mm　1/16
印张：5.25　字数：50千字
2014年12月第1版　2015年1月第2次印刷
定价：48.00元

如发现印装质量问题，影响阅读，请与印刷厂联系调换。